# 新 執刀医のための サージカルテクニック 脊椎

総編集・担当編集
**德橋泰明**
日本大学医学部整形外科学系整形外科学分野主任教授

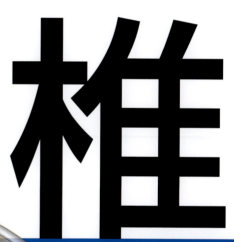

Surgical Techniques for Masters
Spine & Spinal Cord

**MEDICAL VIEW**

本書では，厳密な指示・副作用・投薬スケジュール等について記載されていますが，これらは変更される可能性があります。本書で言及されている薬品については，製品に添付されている製造者による情報を十分にご参照ください。

**Surgical Techniques for Masters Updated－Spine & Spinal Cord**
（ISBN978-4-7583-1862-4 C3347）

Editor : Yasuaki Tokuhashi

2018. 6. 1　1st ed

©MEDICAL VIEW, 2018
Printed and Bound in Japan

**Medical View Co., Ltd.**
2-30　Ichigayahonmuracho, Shinjuku-ku, Tokyo, 162-0845, Japan
E-mail　ed@medicalview.co.jp

# 序文

　『執刀医のためのサージカルテクニック』を2004年に発刊し，14年が経過しました。その間，改めて振り返ると新規手術，手術機器の進歩はありますが，基本的に重要なことは変わっていないことに改めて気づかされます。すなわち，解剖の熟知，正しい手術手技，合併症に対する配慮が重要なことはまったく変わりません。実際の脊椎・脊髄手術は，特殊なものを除いてほとんどが除圧と固定の組み合わせです。いかに患者さんの状況に応じた適切な除圧と固定ができるかです。現在の術式は，ときには矯正を加えたり，支持組織をできるだけ温存したり，より低侵襲に行うことなどを加味した，以前より複雑化した術式になっています。さらに同じ病態でも患者背景によって複数のオプションの使い分けも要求されるようになりました。このような以前より複雑化した手術手技を初めて執刀する後輩に「安全で確実な手術の実地指導をするような手術書」を目指して企画しました（14年前と同様の主旨です）。

　実際に執刀する「執刀医」と「助手」では，手術進行の進め方がまったく異なります。手術進行はマラソンと同様に息切れしないペース配分が最も重要です。従って本書は執筆者の先生には，常に「起」，「承」，「転」，「結」のフローチャートを意識して，言い換えれば手術進行のペース配分を意識した構成でご執筆頂きました。いずれの執筆者も脊椎・脊髄手術のエキスパートですが，後輩に手取り足取り指導して頂くつもりで「イラスト」中心で，解剖理解のポイント，起こしやすいピットフォール，注意すべき合併症についても適宜加えてご執筆をお願いしました。

　いずれも執筆者の先生方の，今までの経験（experience）と情熱（heart，passion）が伝わる力作です。本書が脊椎・脊髄手術に携わる医師にご利用頂き，一人でも多くの患者さんを救うことができれば幸いです。

　最後に約20年にわたり，私どもの趣旨にご賛同いただき，多大なご協力を継続いただいたメジカルビュー社関係者に心から御礼申し上げます。


2018年4月


日本大学医学部整形外科学系整形外科学分野主任教授

徳橋泰明

新 執刀医のためのサージカルテクニック

# 脊椎

## CONTENTS

**執刀医の心得** ——————————————————— 徳橋泰明　2

**腰椎椎間板ヘルニアに対する髄核摘出術（いわゆるLove法）** —— 網代泰充　6

- *起* 皮切～椎弓間の展開 ……………………………………… 9
- *承* 椎弓間開窓～黄色靱帯の切除 ……………………… 13
- *転* 神経根の確認・レトラクト～ヘルニア摘出 …… 19
- *結* 椎間板内郭清～創閉鎖 …………………………… 23

**腰椎椎間板ヘルニアに対する内視鏡下椎間板摘出術（MED）** —— 大島正史　24

- *起* 各部位の確認～皮切 …………………………………… 26
- *承* オリエンテーションの把握～内視鏡の設置 …… 28
- *転* 椎弓切除～黄色靱帯切除 ………………………… 31
- *結* ヘルニアの摘出～創閉鎖 ………………………… 35

**腰部脊柱管狭窄症に対する棘突起縦割式椎弓切除術** ——————— 渡辺航太　38

- *起* 縦割する棘突起の決定～皮切 ……………………… 40
- *承* 棘突起先端の展開～棘上・棘間靱帯の縦割 …… 42
- *転* 除圧部の展開～除圧 …………………………… 48
- *結* 閉創～術後の合併症とその対応策 …………… 50

**腰椎変性疾患に対する後側方固定術（PLF）** ——————————— 和田明人　52

- *起* 皮切～腰椎後方要素の展開 ………………………… 55
- *承* 後方除圧 ……………………………………………… 59
- *転* 椎弓根スクリューの挿入～骨移植 ……………… 61
- *結* ロッドの締結～創閉鎖 …………………………… 68

**腰椎変性すべり症に対する後方進入椎体間固定術** ———————— 曽雌　茂　70

- *起* 皮切～椎間関節，横突起の展開 …………………… 73
- *承* 除圧 …………………………………………………… 77
- *転* スクリューの挿入～ケージ，移植骨の挿入 …… 79
- *結* ロッドの挿入・締結～閉創 ……………………… 86

## 頚椎症性脊髄症に対する片開き式椎弓形成術，後方固定術 ——— 上井　浩　88

- **起** 皮切〜棘突起および椎弓の展開 ……………………………… 90
- **承** インストゥルメンテーションの設置〜骨溝作製 …………… 93
- **転** 除圧操作 …………………………………………………………… 97
- **結** 開大椎弓の固定・保持〜創閉鎖 …………………………… 98

## 頚椎症性脊髄症に対する棘突起縦割式椎弓形成術 （T-saw laminoplasty）——— 永島英樹　101

- **起** 皮切〜展開 ……………………………………………………… 103
- **承** T-sawの挿入〜棘突起縦割 …………………………………… 105
- **転** 側溝の作製〜椎弓の拡大 …………………………………… 108
- **結** 棘突起スペーサーの設置〜閉創 …………………………… 110

## 頚椎症性神経根症，脊髄症に対する前方除圧固定術 ——— 吉井俊貴，大川　淳　112

- **起** 皮切〜椎体，椎間板の展開 ………………………………… 114
- **承** 椎間板切除〜椎間孔の除圧 ………………………………… 119
- **転** 骨移植〜プレーティング …………………………………… 123
- **結** 閉創〜術後 ……………………………………………………… 126

## 骨粗鬆症性椎体骨折に対するBalloon kyphoplasty ——— 松崎英剛　128

- **起** 皮切 ……………………………………………………………… 131
- **承** 経路作製 ………………………………………………………… 132
- **転** バルーンの拡張 ………………………………………………… 135
- **結** セメントの充填〜創閉鎖 …………………………………… 137

## 骨粗鬆症性椎体骨折偽関節に対する椎体形成術併用の後方固定術 ——— 川口善治　139

- **起** 皮切〜胸腰椎後方の展開 …………………………………… 142
- **承** ペディクルスクリューの挿入〜アンカーの設置 ………… 145
- **転** 椎体形成〜後方除圧 ………………………………………… 149
- **結** インストゥルメンテーションの完成〜創閉鎖 …………… 151

## 胸腰椎移行部脊椎外傷に対する後方固定術 ───────── 時岡孝光 153

- *起* 皮膚のマーキング ･････････････････････････ 156
- *承* 皮切〜スクリュー挿入 ･･･････････････････････ 157
- *転* Trauma instrument setの取り付け〜ロッドの挿入とセットスクリューの設置 ･･ 163
- *結* 最終締結〜創閉鎖 ･････････････････････････ 166

## 転移性脊椎腫瘍に対するMISt（最小侵襲脊椎安定術） ───────── 中西一夫 170

- *起* 皮切 ･･･････････････････････････････････ 176
- *承* スクリューの挿入 ･････････････････････････ 177
- *転* 除圧 ･･･････････････････････････････････ 180
- *結* インストゥルメンテーションの設置・完成〜創閉鎖 ･････ 181

## 環軸椎亜脱臼に対する後方固定術 ───────── 水谷　潤 184

- *起* 腸骨採取〜環軸椎の展開 ･･･････････････････ 187
- *承* スクリュー挿入 ･･･････････････････････････ 190
- *転* 整復操作とインプラント締結〜骨移植，オーバーヘッドコネクター締結 ･･･ 196
- *結* ドレーン留置と閉創 ･･･････････････････････ 199

## XLIF®（eXtreme Lateral Interbody Fusion） ───────── 細金直文 200

- *起* 採骨〜後腹膜腔の展開 ･････････････････････ 205
- *承* ダイレーターの挿入〜開創器の設置 ･･･････････ 206
- *転* 椎間板の掻爬〜トライアルの挿入，サイズ決定 ･･･ 209
- *結* ケージの挿入〜創閉鎖 ･････････････････････ 211

## 腰椎変性側弯症に対するOLIF（oblique lateral interbody fusion） ── 江幡重人 213

- *起* 皮切〜大腰筋付近の展開 ･･･････････････････ 216
- *承* 大腰筋と小腰筋の展開〜椎間板の露出 ･････････ 220
- *転* 椎間板へのアプローチ〜椎間板の摘出 ･････････ 222
- *結* ケージ挿入〜創閉鎖 ･･･････････････････････ 227

## 馬尾腫瘍摘出術 ───────── 山田　圭，佐藤公昭 230

- *起* 皮切〜傍脊柱筋の展開 ･････････････････････ 233
- *承* 椎弓切除〜術中エコーでの評価 ･････････････ 234
- *転* 硬膜・くも膜切開〜硬膜・くも膜縫合および修復作業 ･･･ 237
- *結* 創閉鎖 ････････････････････････････････ 243

索引 ─────── 244

# 執筆者一覧

■ **総編集・担当編集**

德橋　泰明　日本大学医学部整形外科学系整形外科学分野主任教授

■ **執筆者**(掲載順)

德橋　泰明　日本大学医学部整形外科学系整形外科学分野主任教授

網代　泰充　日本大学病院整形外科センター外来医長

大島　正史　川口市立医療センター整形外科副部長

渡辺　航太　慶應義塾大学医学部整形外科学講師

和田　明人　東邦大学医学部整形外科准教授

曽雌　茂　東京慈恵会医科大学整形外科学教授

上井　浩　日本大学医学部整形外科学系整形外科学分野

永島　英樹　鳥取大学医学部感覚運動医学講座運動器医学分野教授

吉井　俊貴　東京医科歯科大学大学院医歯学総合研究科整形外科学准教授

大川　淳　東京医科歯科大学大学院医歯学総合研究科整形外科学教授

松崎　英剛　独立行政法人国立病院機構災害医療センター整形外科第二外来部長

川口　善治　富山大学医学部整形外科学准教授

時岡　孝光　高知医療センター整形外科主任科長

中西　一夫　川崎医科大学整形外科学准教授

水谷　潤　名古屋市立大学大学院医学研究科整形外科准教授

細金　直文　杏林大学医学部整形外科准教授

江幡　重人　山梨大学医学部整形外科学准教授

山田　圭　久留米大学医学部整形外科学准教授

佐藤　公昭　久留米大学医学部整形外科学教授

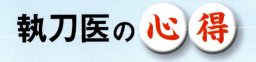

日本大学医学部整形外科学系整形外科学分野　德橋泰明

　著者は整形外科医を目指して以来，多くの先輩から執刀医の心構えを学んできた。そこで，先輩からの教えの一部を紹介する。

## 術前日の心得

### 1. 体調の管理を。

　術前日には十分な睡眠をとる。術前日の飲酒量を控える。いざというときの集中力に差が出る。

### 2. 患者診察と激励の言葉をかけるべし。

　術前（術前日ないし術当日朝）患者の診察を行うべし。全身的な異常と麻痺の進行に注意する。

### 3. 計測の必要なものは，あらかじめ計測を。

　椎弓根スクリューや椎間ケージなどのインプラントは，術前に画像より適切なサイズを計測して目安をつけておくことが重要である。術直前にあわただしく計測せず，前日に余裕をもって行うべきである。その際，同時にインプラントの周囲組織に何があるか（例えば胸椎椎弓根スクリューと大動脈，食道など）を必ず確認する。リスクによっては適宜サイズを変更する。

### 4. 術前日に手術手順のシミュレーションを。

　手術書や解剖書から，術野の周囲組織に何があるかを必ず確認する。さらに画像診断を熟読した術前のイメージトレーニングが重要である。特に術野付近の構造を三次元的に把握することと，手術場面を想定して手順を見直すことが肝要である。
　また，術式紹介の手術DVDは，術前のイメージトレーニングに非常に有効である。視るに勝るものなし。

# 術当日の心得

## 1. 体位の確認を。

麻酔による体位は，人間にとって不自然な姿勢の持続である。臓器によっては持続圧迫により，大きなトラブルの原因となることを忘れてはならない。

## 2. すぐに手洗いするな。画像をもう一度チェック。

手術部位の病態と大雑把な手順のシミュレーションを再確認する。

## 3. タイムアウトを行うべし。

患者，術式，左右あれば左ないし右，予想される手術侵襲について声を出して確認し合う。手術現場のみんなでの確認がリスクマネージメントとして重要である。

## 4. 助手や看護師をむやみに怒らない。

手術は術者だけのものではない。助手や看護師などメディカルスタッフを含めたチームで行うもの。けんかしたチームはうまくいかない。チーム力はトラブル時にものをいう。

## 5. 術中のトラブル時は麻酔科医，助手，看護師を含めたスタッフ一丸で事に当たるべし。

トラブル時は，周りのスタッフの意見を聞いてから判断することが重要である。トラブル発生時は周りのスタッフのほうが冷静なことが多い。みんなの意見を聞いて判断して，そして乗り切る。

## 6. 閉創前のX線撮影を励行すべし。

脊椎アライメントやインプラント，手術ガーゼはX線撮影で確認が容易である。そのためX線写真1枚で危機回避が可能なことも多く，躊躇すべきではない。手術室を出てからでは間に合わない。

## 7. 術中所見が症状を説明できないときも，高位確認目的のX線撮影ないしX線透視を行うべし。

ヘルニアがあるはずなのにヘルニアがみつからないようなときは，手術高位誤認の可能性がある。

執刀医の心得

# 術後の心得

## 1. 術後，手術室にて麻痺の悪化のないことを確認。

もしも術前より悪化しているときは，その原因について検討する。固定した脊椎アライメントやインプラント設置によるものの可能性が高ければ，その場での再展開の要否について検討する。

## 2. 術後のバイタルサイン，血液検査を必ずチェック。

この時点でシミュレーション通りに手術が終了し，麻痺の悪化がなければ，手術は成功である。これらの結果から，後療法のスケジュールを決定する。

## 3. 手術記録は的確に，手早く，ていねいに。

必要事項が的確に盛り込まれた，ていねいな記録を当日中に記載する。手術記録には術者の性格が反映されるといわれるが，正確な記載がリスクマネージメントとしても重要である。

## 4. 術当日の帰宅前や翌日朝に必ず，術後患者を診察すべし。

当然である。やりっぱなしはいけない。患者の変化は術者が最もよくわかる。

# 座右の銘

執刀医の心得

## 一. 人間の目は当てにならない。

迷ったらX線撮影や計測を。

## 二. 2度あることは3度ある。

再手術は，3度目の手術の原因となる覚悟も必要である。言い換えれば3度目の手術に至らないように慎重に再手術の適応を決定すべきである。

## 三. 大きな合併症は，何でもない手術で起こる。

とんでもない予期せぬ合併症や複数回手術は，普通のありふれた手術で始まることが多く，大手術ではむしろ少ない。

## 四. 脊椎手術合併症に学年なし，季節なし。

脊椎手術の合併症発生は，術者・助手の経験年数に差はなく（技術で差はあると思うが），起きやすい季節もなく忘れたころに起きる。

# 腰椎椎間板ヘルニアに対する髄核摘出術（いわゆるLove法）

日本大学病院整形外科センター　網代泰充

## 適応病態

① 腰椎椎間板ヘルニア
② 脊柱管狭窄を伴った腰椎椎間板ヘルニア
③ 手術絶対適応：急激な下肢の麻痺や膀胱障害の出現時は絶対適応であり，速やかな対応が必要である。膀胱障害のない場合でも馬尾障害による進行性の下肢麻痺は手術を推奨する。
④ 手術相対適応：多くの手術症例はこの範囲に入ると思われる。保存療法抵抗，早期社会復帰，早期の下肢痛軽減希望にて手術に至ることが多い。
⑤ 手術適応注意例：腰痛が主体，長期経過例，しびれが主体，は心因性評価もしっかり行う。また，上級医にコンサルトすべきである。

## 術前シミュレーション

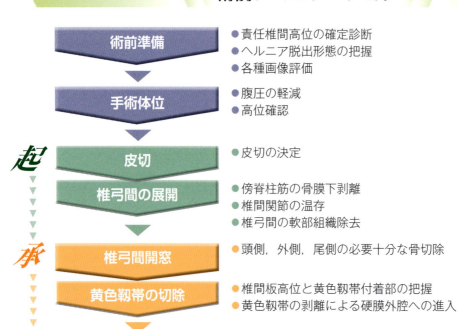

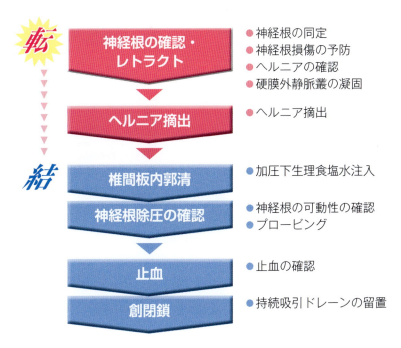

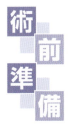

①責任高位の確認：臨床症状と画像所見の一致による確定診断。
②単純X線像にて，分離，二分脊椎，腰椎の仙椎化，仙椎の腰椎化，を確認。
③ヘルニア脱出形態の確認：後縦靱帯穿破の有無をMRIにより確認する。
④単純CTもしくはCT myelography(CTM)検査：単純CT検査を著者らは必ず施行する。椎間関節の形態，棘突起の傾きや長さ，ヘルニアの骨化や隅角解離の確認が可能である。また3D-CT構築にて椎間板レベルと椎弓の関係が視認でき有用である。CTM検査は通常不要である。
⑤術後装具：術後使用の軟性装具など事前に準備しておく。

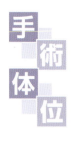

## 手術体位

① 著者らは，腹部除圧が良好で安定した体位が可能な4点支持器（Hall frame）を使用している（図1）。
② 上前腸骨棘より遠位に尾側のパッドがくるようにする。大腿外側皮神経麻痺の予防に必要である。
③ 腰部の屈曲は椎間の開大による骨切除量の軽減につながるが，過度の屈曲は坐骨神経の牽引につながるため，通常は股関節軽度屈曲位としている。
④ 頸椎前弯角，眼球の除圧，両肩は万歳の姿勢とし，腋窩神経，肘部尺骨神経の除圧を確認する。また男性は陰茎の圧迫がないことを確認する。
⑤ 両下腿は挙上し，著者らの施設では弾性ストッキングおよびフットポンプ併用による静脈血栓予防を行っている。
⑥ 体幹の傾きがないことを確認し，殿部を絆創膏にてベッドに固定する。
⑦ Jacoby線を参考に，棘突起に18G注射針や1.5mm径Kirschner鋼線（K-wire）刺入による高位確認をする。

図1 手術体位

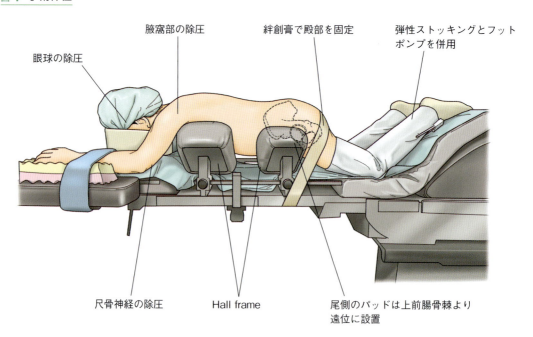

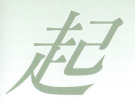

## 皮切

皮切〜
椎弓間の展開

20万倍エピネフリン加生理食塩水を皮下および当該椎弓上に注射する。
　皮切は罹患椎間板レベルを中心に置き，正中よりやや病巣側に約3〜5cmの縦切開を加える。円刃刀もしくは電気メスにて腰背筋膜上まで切開する。

**Advice　皮切決定の方法**
- 椎弓間と椎間板高位には差がある。L5/S1椎間は棘間を中心にした皮切でよい。L4/5間は棘間よりやや上方に，L3/4間はさらに上方へと皮切中心をずらす（図2）。

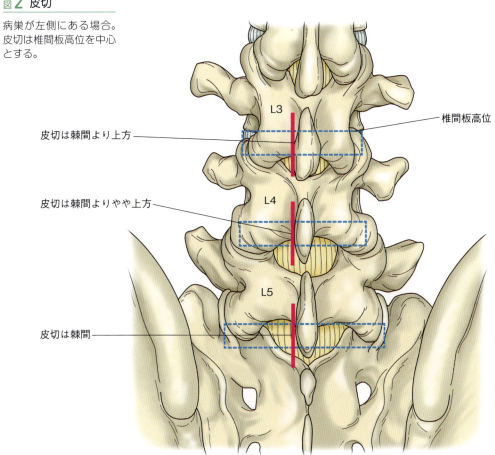

図2 皮切

病巣が左側にある場合。
皮切は椎間板高位を中心
とする。

皮切は棘間より上方
皮切は棘間よりやや上方
皮切は棘間

椎間板高位

## 椎弓間の展開

### 傍脊柱筋群の剝離操作

腰背筋膜を棘上靱帯外側縁で切離すると筋腹が現れる。傍脊柱筋の剝離は，まず展開する下位椎弓の棘突起側面で筋を骨膜下にコブエレベーター(Cobb spinal elevator，以下コブ)にて剝離し，その上位椎弓の棘突起からも同手技にて筋剝離する。この2部位の剝離筋組織を外側に牽引し，その間の多裂筋腱性組織を電気メスで切離することにより椎弓間は展開される(図3a)。必ずこの操作は尾側より始め，頭側に進める(図3b)。腰椎後方手術展開の基本操作である。この操作を習熟した後，小切開での手術施行時は上位椎弓の棘突起中央より多裂筋剝離後，棘突起尾側に存在する多裂筋腱性部分を電気メスで切離し，下位椎弓上縁を骨膜下に筋剝離することにより小切開で展開可能になる。

### コブの使い方

コブの向きが重要である。まず棘突起側面にしっかり当て，棘突起に押し付けるように，コブにて骨の感触を得ながら腹側に，椎弓へそのまま筋剝離する(図4a)。そこで助手にガーゼをコブのある椎弓上に挿入させ，コブを180°反転させ外側へ椎間関節上を鈍的に剝離する(図4b)。これにより椎間関節包の温存が可能である。

一方，高齢者で椎間関節の肥大例や発育性狭窄例では，無理にコブで外側へ展開すると椎間関節の骨折などが生じるため，椎間関節包基部にて一度骨膜上の展開はやめ，コブや筋鉤などにて椎間関節最背側部近傍の傍脊柱筋を関節包上で外側に牽引し展開する(図4c)。

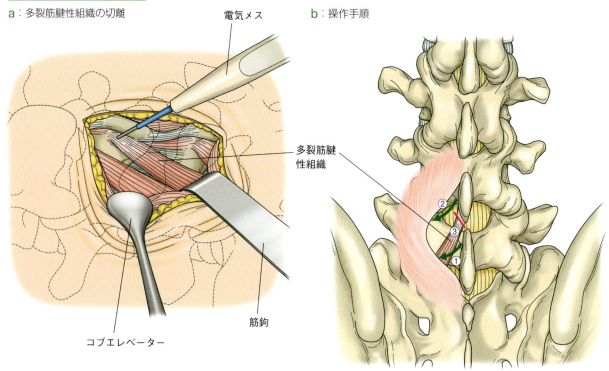

図3 傍脊柱筋群の剝離操作
a：多裂筋腱性組織の切離
b：操作手順

図4 Cobb spinal elevator（コブ）の使い方

a：棘突起～椎弓まで

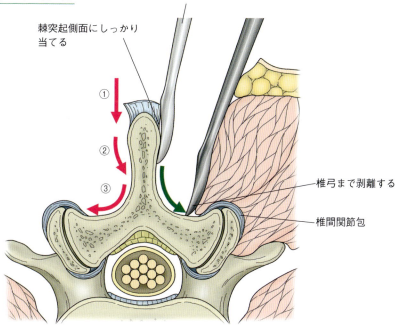

b：椎間関節上

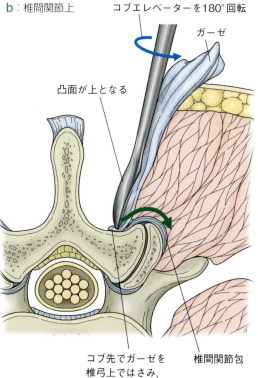

c：高齢者などの場合

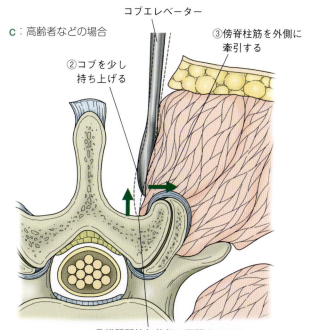

### 椎弓間の展開

　傍脊柱筋が十分に展開できたら，椎間関節外側（L4/5椎間であればL5上関節突起外側縁）にテーラー鉤をかけ1kgの重錘にて固定し術野を確保する。椎弓や椎弓間に残存する軟部組織は髄核鉗子や鋭匙などにて郭清し，黄色靱帯の上縁と下縁を直視下に置く。特に外側尾側にあたる椎間関節内側の軟部組織の郭清は，黄色靱帯を下位椎弓上縁より剥離する際のメルクマールとして有用である（図5○）。

図5 椎弓間の展開

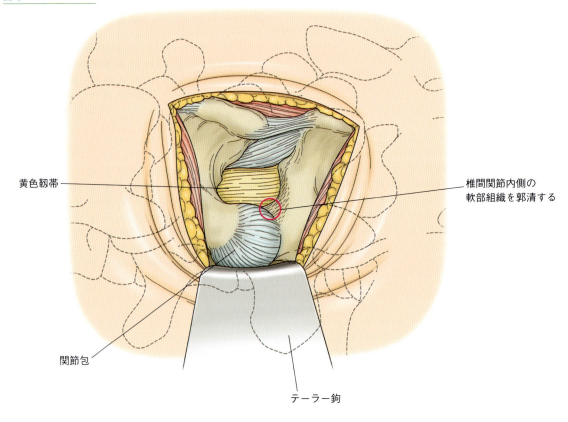

黄色靱帯
椎間関節内側の軟部組織を郭清する
関節包
テーラー鉤

## 椎弓間開窓

**椎弓間開窓〜黄色靱帯の切除**

　開窓範囲は通常頭側は黄色靱帯上縁，外側は神経根外側縁とする．L5/S1間のヘルニアは骨切除が必要ない場合もあるが，通常部分椎弓切除が必要であり，上位椎弓になるに従い上位椎弓部分切除量は増える（図6a）．黄色靱帯は上位椎弓の正中で腹側中央，外側で上1/3の高さまで存在し，下位椎弓ではその上縁にしか存在しない．この正中部の黄色靱帯付着部の高さは通常椎間板高位にあたる（図6b）．

**Advice**
- 椎間板高位と黄色靱帯の関係をイメージし，椎弓切除範囲を決定する．

図6　椎弓間開窓〜黄色靱帯の切除

a：椎弓間開窓

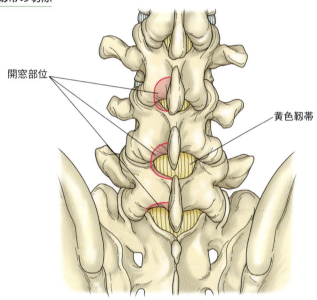

b：黄色靱帯付着部

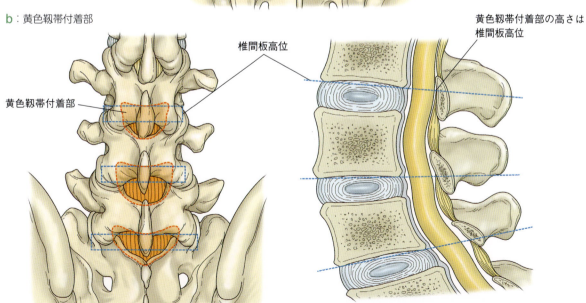

## 黄色靱帯の切除

### 上位椎弓腹側より黄色靱帯剥離

鋭匙や神経剥離子を用いる。鋭匙を用いる際はカップ面を背側とし，椎弓腹側の骨にしっかり当て椎弓と黄色靱帯の間を剥離することが大事である（図7）。

> **Advice**
> ●この剥離操作にて大まかな椎弓の厚さを把握することが大事で，椎弓掘削深度の参考になる。

### 上位椎弓部分切除

頭側の黄色靱帯の剥離後，上位椎弓部分切除を行う。椎間板高位まで骨切除する。黄色靱帯の上位椎弓付着部最低位は正中であり，ほぼ椎弓1/2である（図6b）。通常はこの高位までの骨切除で十分である。著者らはハイスピードドリルにて椎弓を菲薄化後，6mm片刃ノミにて切除しているが，ケリソン骨鉗子でもよい。

図7 黄色靱帯の剥離

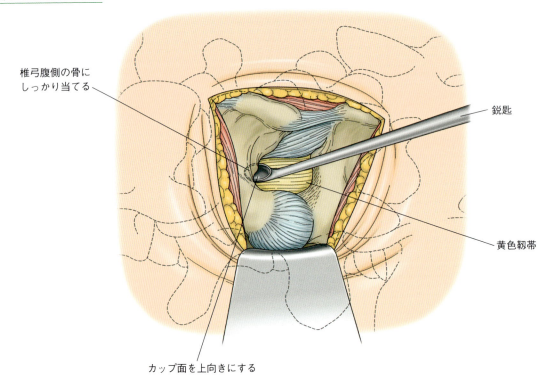

### ◀下位椎弓上縁からの黄色靱帯剥離

鋭匙を使用し，まず最上縁を確認するため鋭匙のカップ面で可及的に上縁をこする（図8a）。その後上縁正中部の黄色靱帯が菲薄化した部位において，頭側より上縁にカップ面を押し付けるように上縁腹側椎弓に鋭匙を当てるように椎弓の傾きに沿って尾側に挿入すると硬膜外へ安全に達する（図8）。その後神経剥離子もしくは鋭匙にて内・外側の黄色靱帯を上縁より剥離する。なお，外側はヘルニアにより神経根が予想外に背側に圧排されていることがあり，その操作は慎重に行う。

> **Advice**
> ● 下位椎弓上縁より黄色靱帯剥離操作をしていると，通常中央1/3で最も菲薄化される（正中側は棘間靱帯成分，外側1/3は中央1/3より肥厚のため）。ここより正中から外側へ椎弓腹側を神経剥離子などにて椎弓上縁より椎弓腹側へ剥離操作すると，容易に硬膜外腔へ進入できる（図8b）。このまま硬膜上を神経剥離子で保護し，ケリソン骨鉗子にて骨切除する。

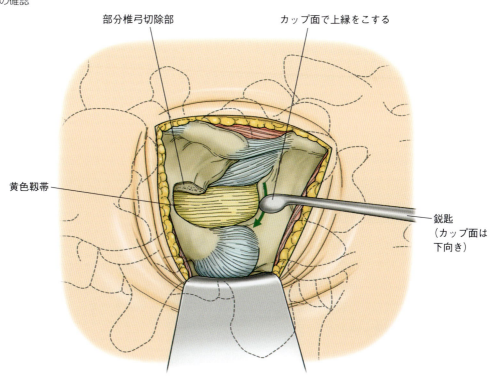

図8 下位椎弓上縁からの黄色靱帯剥離
a：椎弓最上縁の確認

### 図8 下位椎弓上縁からの黄色靱帯剥離（つづき）

b：黄色靱帯の剥離

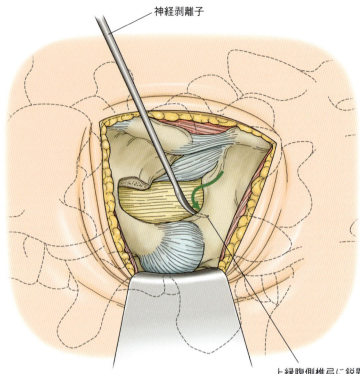

神経剥離子

上縁腹側椎弓に鋭匙を当てるように，椎弓の傾きに沿って尾側に挿入する

### ◆下位および外側開窓

下位椎弓上縁の骨切除はほぼ必要ないが，脊柱管狭窄例では5mm程度の開窓を行う。下位椎弓切除は神経剥離子で硬膜を保護しケリソン骨鉗子で切除する。一方外側は神経根の外側縁まで必要であり，まず上下椎弓の交差部位の外側約1～2mmにノミにて上位椎弓下関節突起の内側縁を切離する。通常はこの操作により神経根確認が可能となる。神経根確認が困難であれば，上関節突起内側縁の切除や，下位椎弓上縁外側の神経根走行に沿った骨切除の追加はいとわない。

### ◆硬膜外腔への進入

上位椎弓棘突起基部の黄色靱帯正中部で硬膜外腔へ進入する。神経剥離子にて黄色靱帯と硬膜を剥離しながら，尖刃刀にて尾側に鋭的に切離していく。残った外側部を背側に持ち上げ，神経剥離子にて黄色靱帯の腹側面を剥離する（硬膜管から黄色靱帯を剥離するのではない，図9a）ことにより硬膜管，神経根との癒着を剥離し，鋭匙やケリソン骨鉗子にて切離し摘出する。

> **Advice**
> - 黄色靱帯肥厚を伴う脊柱管狭窄例では，上位椎弓棘突起基部の部分骨切除により黄色靱帯正中部を展開可能とし，正中部の割れ目より安全に硬膜外腔に到達できるため有用である（図9b）。
> - 脊柱管狭窄を伴っている場合は椎間関節内側の骨切除が必要であり，神経根の骨性除圧をまず行う。不十分な除圧下での神経根の確認操作は，硬膜管を高度に圧迫することにつながる。

図9 硬膜外腔への進入

a：黄色靱帯の腹側面の剥離

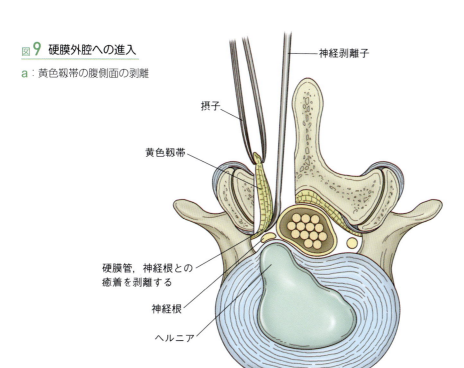

b：上位椎弓棘突起基部の部分骨切除

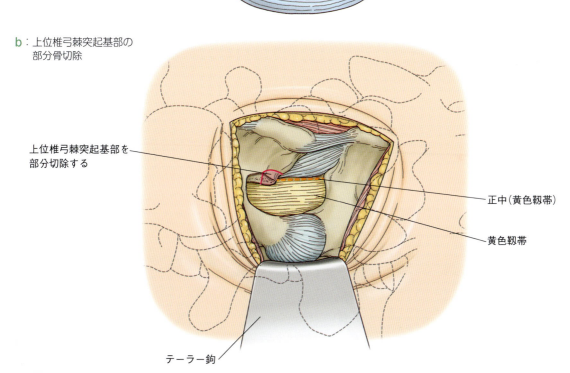

### Advice
**硬膜損傷時**
- まず，麻酔科医師に硬膜損傷を告げ，手術台をhead downしてもらう。ノイロシート（白十字社）を介して髄液を吸引し，損傷部位を確認する。一次縫合可能なら縫合し，くも膜損傷のないピンホール損傷は縫合せずフィブリン糊を滴下する。縫合不可能と判断したなら筋膜パッチや人工硬膜による修復が必要であるが，しばしば椎弓切除範囲の拡大が必要になる。なお，硬膜損傷時のドレーン留置は等圧とする。

> **Advice** ケリソン骨鉗子の使い方
> - 柔らかく把持するloose gripを基本とする。
> - 切除したい組織を引っぱりながら切除してはならない。
> - 骨切除は捻じるように切除することを基本とする（**図10**）。
> - 上下の刃の間ではさまる組織を切除する。すなわちその間に異物が混入しないよう使用すれば，硬膜損傷などは起こらない。
> - 適宜，硬膜・神経根を神経剥離子で防御しつつ使用することも大事である。

> **Advice** 平ノミの使い方
> - 両刃（オステオトーム）と片刃（チゼル）がある。両刃ノミは自由に刃先をコントロール可能である。一方，片刃ノミは直線方向に刃先が進み，途中での方向転換は困難である。
> - グリップは硬く把持し，押す力ではなく引く力を意識する。腋は絞め，肘を胸郭に固定し使用する（木の柄のノミを推奨する）。
> - ハンマーも大事で脊椎手術ではノミの先は神経組織であり，金属製のハンマーなど，力の加減が難しい物は推奨しない。著者らは北大式のナイロンハンマーを愛用する。
> - ノミによる骨切除は，①音，②抜け，の感覚を意識することにより習得される。最初は菲薄化した椎弓，なおかつ硬膜管の背側を剥離子などにて防御しつつ修練を積み，その感覚を養うことが大事である。内側骨皮質の切除を感じたらノミをこねるようにし，骨を遊離させる。

図**10** ケリソン骨鉗子の使い方

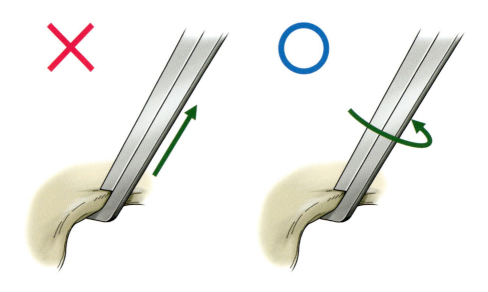

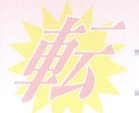

## 神経根の確認・レトラクト

　障害神経根の十分な後方除圧操作後，椎間板操作に移ることが神経根への愛護的操作に重要となる．神経根の同定なくして椎間板操作に移行してはならない．神経剥離子を2本，もしくは神経剥離子と内視鏡下椎間板摘出術（micro endoscopic discectomy；MED）用へら状吸引管を用いて，神経根分岐部を椎間板レベルより頭側から正中に剥離しながら確認する（図11a）．神経根の確認が展開術野で不能と判断されたなら必要な骨切除を加える．神経根をゆっくり剥離し内側によけられたならば神経根レトラクターを助手に渡す．神経根レトラクターの使用原則は神経根を決して引いてはならず，先端は必ずpress downの原則に則り，軽く把持する．

## ヘルニア摘出

　ヘルニア上の血管をバイポーラにて凝固する（図11b）．位置関係を確認後，後縦靱帯もしくは椎間板に尖刃刀にて十字切開や縦切開を加える．神経剥離子などにてヘルニア直上やヘルニア周囲を押すとヘルニアは噴出する．ヘルニア鉗子で把持し，揺するようにして一塊の摘出を目指すが，piece by pieceでもかまわない（図11c）．ヘルニア鉗子は椎間板内に15mm以上挿入してはならない．Herniotomyが基本であるが，遊離した変性髄核，線維輪は術後再発の懸念から摘出すべきと考えている．ヘルニア切除により神経根の可動性は良好となるため再度可動性を確認する．

図11　神経根の確認，レトラクト〜ヘルニア摘出
a：神経根のレトラクト

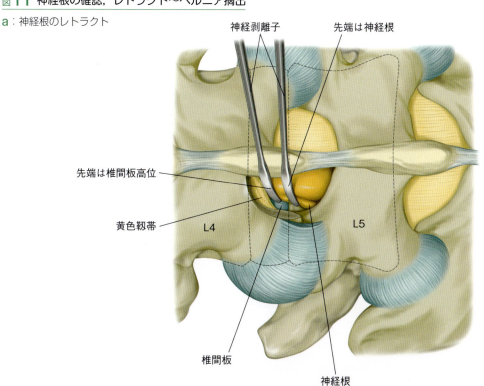

図11 神経根の確認，レトラクト〜ヘルニア摘出（つづき）

b：ヘルニア上の血管の処理

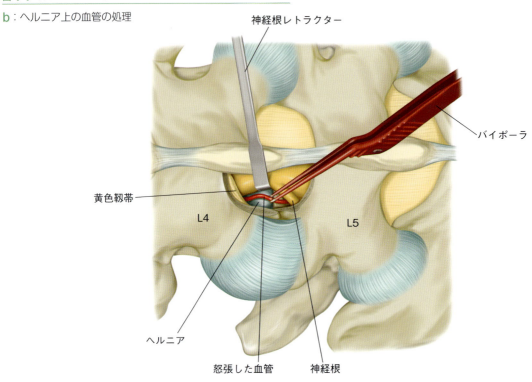

c：ヘルニアの摘出

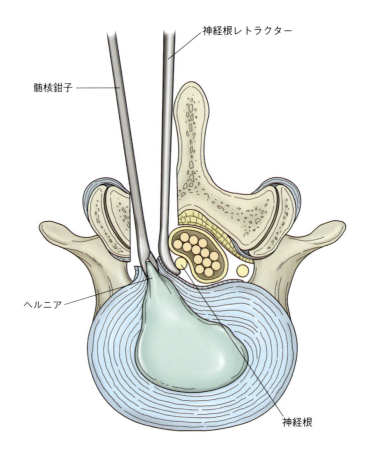

## ピットフォール

- 大きな線維輪の脱出ヘルニアの場合，継時的に結合組織に被膜化され，この膜は神経根・硬膜と癒合する。そのため，神経根とヘルニアの結合組織の境界は不明瞭となる。この際，頭側部より硬膜外側を再度確認し神経根の分岐部を再度確認する。そこで丁寧に少しでも神経根を剥離することにより，結合組織と神経根の間が確認できる。この操作を省くと硬膜損傷・神経根損傷に直帰する（図12）。

**Advice**
- subligamentous extrusion typeでは後縦靱帯の腹側，椎間板高位より頭・尾側に存在する遊離ヘルニアの確認が必要である。
- 10分以上，5mm以上の神経根牽引は阻血の影響を考え，一度解除が必要である。

図12 大きな線維輪の脱出ヘルニア

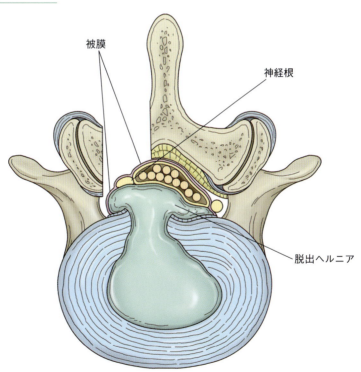

**Advice** 神経根が内側に引けない

- 基本に帰り，神経根肩部をしっかり確認し，そこより尾側に丁寧に神経根外側を剥離する。
- 神経根管除圧不足の可能性があるため，神経根管の除圧追加，および下位椎弓上関節突起内側縁の骨切除にて神経根外側の椎間板操作可能な領域を拡大し，そこより椎間板操作を行い内減圧する。


**Advice** ヘルニア局在が腋窩の場合

- まず，硬膜外縁，神経根内側，ヘルニアの位置をしっかり確認する。ヘルニアを硬膜の癒着を剥離しながら硬膜を正中に軽度牽引し，細い髄核鉗子で少しずつ摘出する。神経根が正中へ引けるようになるのを適宜確認しつつ腋窩より丁寧にヘルニアを摘出する。なお神経根の腋窩部の硬膜外腔は硬膜外静脈叢が発達し出血しやすい。


**Advice** 硬膜外出血への対処

- 初心のうちは，ヘルニアを確認するとすぐ後縦靱帯に切開を入れたがるが，まずヘルニア上の血管をバイポーラにて凝固することが大事である。硬膜外より著明な出血を認めた際，明らかな出血点が確認できる場合はバイポーラにて止血すればよいが，出血部が不明な際に無用な凝固操作は害にしかならない。まず，インテグラン®(高研社)やアビテン®(ゼリア新薬工業社)などの止血剤を置き，ガーゼにて圧迫し，生理食塩水をかけ吸引しつつ5分程度経過すると止血される。椎間板レベルよりも硬膜管腹側椎体からの出血は止血にしばしば難渋する。この際は骨ろうが有用であることが多い。

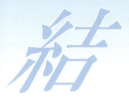

## 椎間板内郭清

吸引管を装着した20ccシリンジ注射器にて加圧下に生理食塩水を椎間板内へ注入する。3～5回の生理食塩水注入を行っている。遊離椎間板，線維輪の残存確認に必要である。

## 神経根除圧の確認

ヘルニア摘出後は，神経根の可動性は良好となり神経根の走行正常化を認める。もしそうでない場合は取り残しがある。後縦靱帯下の頭・尾側，特に正中腹側，椎間孔をしっかりプローブにて確認する必要がある。骨性要素が疑われるなら除圧追加が必要かもしれない。

## 止血

硬膜外静脈叢からの出血を，バイポーラや局所止血剤（インテグラン®，フロシール）などを用いて止血する。

## 創閉鎖

持続吸引ドレーンを留置する。ドレーンは30cc以下，もしくは術後2病日を目安に抜去する。腰背筋膜，皮下を縫合し，表皮はステリストリップ™（3M社）としている。

硬膜損傷時はしっかりとした筋膜・皮下縫合が髄液漏予防のため非常に大事である。もし，皮膚に電気メスによる火傷の皮膚障害や，開創器による表皮圧挫傷をみたら迷わず皮膚形成をすべきである。表皮がしっかり創治癒することを目指す。

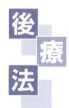

① 術翌日より痛みに応じて離床する。ドレーンは48時間で抜去する。
② 硬膜損傷が術中認められた場合，もしくは術後ドレーンにより確認された場合は3～5日の安静臥床としている。この際は術翌日にドレーンを抜去し，ドレーンホールはステープラーなどにて縫合する。十分な補液（5%ブドウ糖液）管理の下ゆっくりhead upし，頭痛などの随伴症状を確認しつつ，安静解除している。
③ 通常既成のコルセットを術後4週装着させている。
④ 軽作業は術後3週より，重労働は6～8週以降より，スポーツは8週以降より開始としている。

文献

1) 千葉一裕. 腰椎椎間板ヘルニアに対する髄核摘出術. 執刀医のためのサージカルテクニック 脊椎. 徳橋泰明編. 東京：メジカルビュー社；2004. p6-15.

2) 小宮節郎総監訳. Rothman-Simeone The Spine 脊椎・脊髄外科. 原著5版. 京都：金芳堂；2009. p967-91.

# 腰椎椎間板ヘルニアに対する
# 内視鏡下椎間板摘出術（MED）

川口市立医療センター整形外科　**大島正史**

## 適応病態

①従来法と同様の保存療法が無効な腰椎椎間板ヘルニア。

②椎間板高位は上位になるほど椎弓間が狭くなる。そのため，初期においてはL5/S1レベルの症例で十分に慣れてから，L4/5，L3/4レベルに挑戦する。

③ヘルニアの形態が頭・尾側にmigrationしたヘルニア，中心性ヘルニア，最外側ヘルニア，再発ヘルニアになるに従い難度が上がる。そのため，まずはL5/S1レベルでヘルニアが椎間板レベルにある症例を10例程度行うことが推奨されている[1]。

## 術前シミュレーション

**起**

| 術前準備 | ● 神経学的所見と画像所見の整合性<br>● MRIによるヘルニアの形態の把握<br>● CTによる椎体後方終板障害や靱帯骨化の有無 |
| --- | --- |
| 手術体位 | ● 腹圧減少<br>● 手術高位誤認の予防 |
| 各部位の確認 | ● 透視で棘突起，頭側椎弓下縁，尾側椎弓上縁，椎間関節，椎間板レベルを確認 |
| 皮切 | ● 椎間板レベルでの縦切開 |

**承**

| オリエンテーションの把握 | ● 皮膚，筋膜を切開後，フィンガーナビゲーションで椎弓，棘突起基部，椎間関節内側を展開し把握 |
| --- | --- |
| 内視鏡の設置 | ● 内視鏡を至適位置に設置 |

**転**

| 椎弓切除 | ● ドリルで部分椎弓切除 |
| --- | --- |
| 黄色靱帯切除 | ● ケリソンパンチで黄色靱帯切除 |

| 結 | ヘルニアの摘出 | ● 硬膜，神経根，ヘルニアを同定<br>● 鉗子でヘルニア摘出 |
|---|---|---|
|  | 神経除圧の確認 | ● 硬膜・神経根の除圧を確認<br>● 生理食塩水注入で取り残しの防止 |
|  | 創閉鎖 | ● 止血の確認<br>● ドレーン留置 |

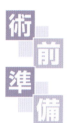

① 画像所見と神経学的所見が一致するかを確認する．L5/S1 ヘルニアでは，アキレス腱反射の低下または消失（左右差）が高位診断に有効である．
② 単純 X 線像で側弯の有無，椎間不安定性の有無，分離の有無を確認し，固定術の必要性やヘルニア摘出術だけでよいのかについて確認する．
③ MRI でヘルニアの形態（①椎間板レベルにあるヘルニア，②頭・尾側に migration したヘルニア，③中心性ヘルニア，④最外側ヘルニア，⑤再発ヘルニア）や後縦靱帯穿破の有無，椎間孔病変の有無を確認する．
④ CT で椎体後方終板障害や靱帯骨化の有無，骨性椎間孔狭窄の有無を確認する．
⑤ 術前に再度麻痺の有無と程度を確認する．

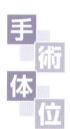

① 4 点支持器（Hall frame）で腹圧を十分に減少する（図1）．
② 坐骨神経の緊張の緩和と椎弓間を開大する目的で，股関節は可及的に屈曲位とする．
③ 手術高位誤認の予防のため，手術する椎間板レベルを可能な限り床に対して垂直にする．L5/S1 レベルにおいては，通常ヘッドアップが必要であり，体がずれ落ちない程度に行い，殿部をテープで固定する．

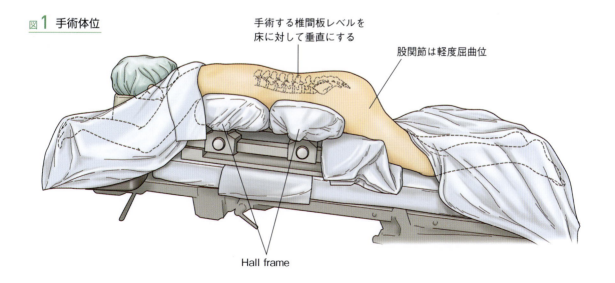

図1 手術体位

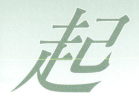

## 各部位の確認

各部位の確認〜
皮切

　まず側面像で手術する椎間板レベルができるだけ床に対して垂直になるようにベッドを調整する（図2）。
　次に正面像で，①棘突起の位置，②頭側椎弓下縁，③尾側椎弓上縁，④椎間関節内側部，⑤椎間板高位を確認し皮膚にマークする（図3）。

### 図2　ベッドの調整
手術する椎間板レベルができるだけ床に対して垂直になるようにベッドを調整する。

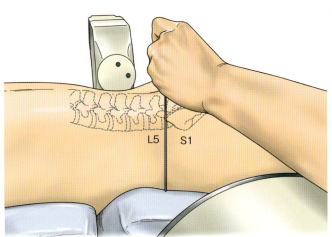
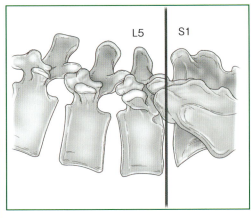

### 図3　透視で部位を確認
正面像で棘突起の位置，頭側椎弓下縁，尾側椎弓上縁，椎間関節内側部，椎間板高位を確認する。

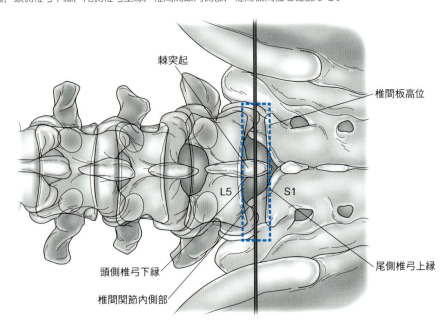

## 皮切

　皮切部位は椎間板レベルで行う。正中から外側へ10mmの位置で約16mmの縦切開とする。通常，L5/S1高位では椎弓切除をしないか，してもわずかで行うことが可能である。しかし，高位の椎間板レベルになるほど椎間板レベルは頭側椎弓を切除する必要があるため，皮切部位は頭側椎弓寄りになる（図4）。

> **Advice** **はじめはやや大きめの皮切で**
> ● 初期のうちは展開が小さくなることで，レトラクター内に筋組織が入り込んで視界困難になったり，その後の内視鏡を動かしながらの操作がうまくいかない原因になるので，5mm程度は大きめの皮切で小切開にこだわりすぎないことも大切である。

図4 オリエンテーションの確認と皮切

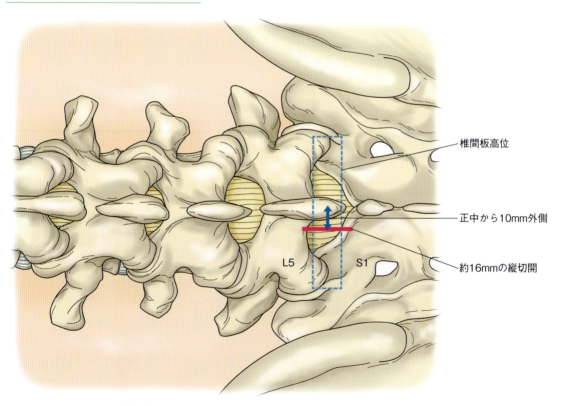

椎間板高位
正中から10mm外側
約16mmの縦切開

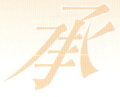

**オリエンテーションの把握～内視鏡の設置**

## オリエンテーションの把握

　皮膚，筋膜を切開後は示指で筋層を剥離し，フィンガーナビゲーションで，①棘突起基部，②椎弓，③椎弓間，④椎間関節内側を十分に触診しながら展開し，オリエンテーションを把握する（図5）。

## チュブラーレトラクターの設置

　その後，ダイレーターを順次挿入し，チュブラーレトラクターを至適位置に挿入する。ダイレーター，チュブラーレトラクター挿入の際には，筋組織がレトラクター内に入り込まないように注意しながら行う。チュブラーレトラクターは16mm径と18mm径があり，長さはスタンダードとショートがあるが，ほとんどの症例で操作性と視認性の観点から16mm径のショートスコープを用いている。

> **Advice　チュブラーレトラクター内に筋肉が入り込まないための工夫**
> - 筋組織のしっかりした症例や，フィンガーナビゲーションによりオリエンテーションがはっきりしない症例では，3番筋鉤と小コブエレベーターで展開し（図6），椎弓と椎弓間の黄色靱帯をしっかり展開することで，視認的にもよりはっきりとしたオリエンテーションが確認でき，筋鉤をかけた状態でダイレーターを挿入すると，レトラクター内への筋組織の入り込みを防止できる。

図5　フィンガーナビゲーション

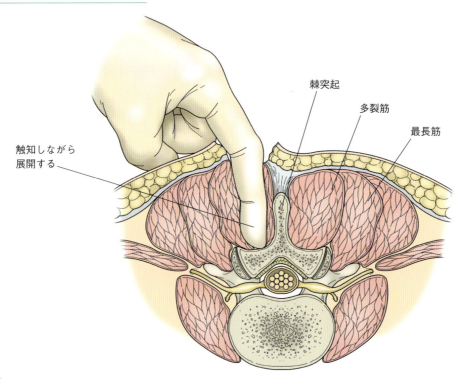

フレキシブルアームの固定の強さは，術中にチュブラーレトラクターが浮き上がらない硬さで，チュブラーレトラクターを動かすとわずかに動く程度で固定することで，術中に微妙に動かして，みたいところがみられたり，鉗子が届くようになる。締めすぎるとフレキシブルアームが破損するので要注意である（図7）。

手術に慣れないうちや，チュブラーレトラクターが頭・尾側に傾いている場合には，チュブラーレトラクターを設置した段階で透視を入れて設置高位を確認する（図8）。

### 図6 3番筋鉤と小コブエレベーターでの展開

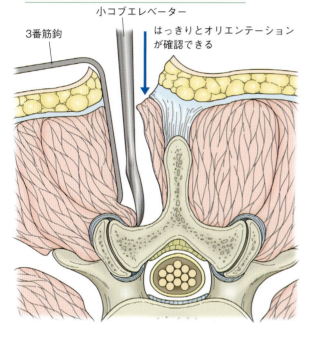

### 図7 フレキシブルアームの設置

フレキシブルアームの固定の強さは，カメラを動かすと気持ち動く程度で固定する。

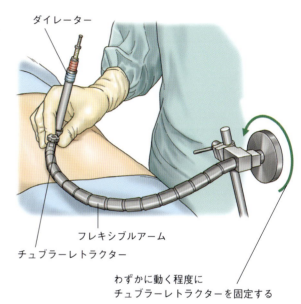

### 図8 チュブラーレトラクター設置位置の確認

設置後，透視でチュブラーレトラクターの位置を確認する。

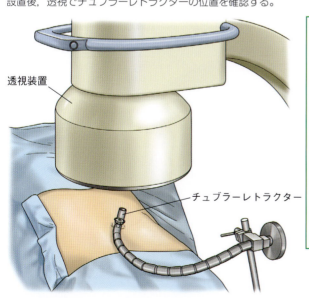
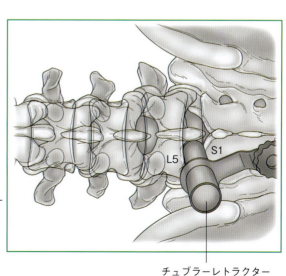

## 内視鏡の設置

内視鏡を設置し，頭側と尾側の椎弓と椎弓間を確認する．モニター画面は術者がみている方向に合わせる（左側からのアプローチであれば，画面左が頭測，右が尾側）．

> **Advice** **手術の成功のカギは適切な設置**
> - 透視で①椎間板レベル，②頭側椎弓，③尾側椎弓，④棘突起，⑤椎間関節の三次元的位置関係のイメージを行い，適切な位置にレトラクターを設置することが成功のカギとなる．術中にオリエンテーションがわからなくなると，手が動かなくなり，容易にレベル誤認，過剰な椎間関節切除，硬膜損傷の原因となる．そのため，術前の透視で十分にイメージをつけて，適切な皮切部位を決定することが重要となる．

> **Advice** **モニター画像が悪い場合**
> - ①チュブラーレトラクター内に入り込んだ筋組織などが光をブロックしている，②カメラ，スコープが汚れている，③光源のケーブルが断線している，などの原因が考えられる．開始前の綿棒でのレンズの清掃，定期的なスコープ先端のクリーニングや光源の断線の確認などのメンテナンスが大切である（図9）．

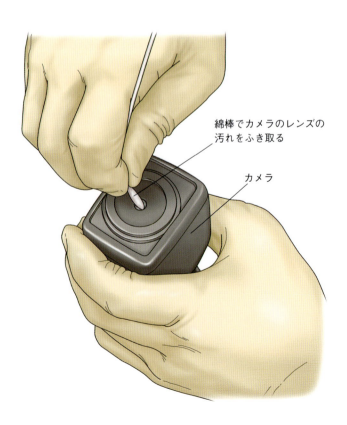

**図9 スコープやカメラのメンテナンス**
施行前には綿棒でスコープとカメラのレンズの汚れをふき取る．

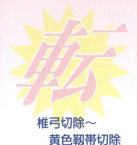

## 椎弓切除

内視鏡用のダイヤモンドバー（3〜4mm径）のドリルを用いて，症例に応じて部分椎弓切除を行う（図10）。椎弓切除の範囲は術前の単純X線正面像とMRIでのヘルニアの形態を参考に決めている。通常，L5/S1レベルでは頭側椎弓下縁0〜2mm程度，L4/5レベルでは頭側椎弓下縁5mm程度を症例に応じて椎弓切除している。外側は頭側椎の下関節突起内側を3mm程度切除する。尾側椎弓の上縁は外側の椎間孔入口部を3mm程度切除する。

尾側椎弓切除の際には，黄色靱帯は椎弓上縁に付着しているため，椎弓切除の操作で硬膜損傷をきたす可能性が高いため十分に気を付ける。実際の切除量はバー先の大きさを目安にしている。初期においては，椎弓切除不足で操作が難しくなったり，無理な操作で神経損傷などの危険があるので，黄色靱帯切除の前にしっかりと椎弓を切除しておくことが大切である。

右利きであれば右手にドリルを，左手に吸引を持って削れて舞い上がった骨粉を吸引することで，レンズのくもりを防止する。助手にシリンジで少量の水をかけてもらいながら行うが，かけすぎると水がレンズに飛び散り視界不良となるので，うまくかけてもらう。

図10 椎弓切除

チュブラーレトラクター

尾側椎弓上縁は，椎間孔入口部を3mm程度（L5/S1ではほとんど切除しない）

頭側椎弓下縁
L4/5レベルで5mm程度
L5/S1レベルで0〜2mm程度

頭側椎の下関節突起内側を3mm程度

> **Advice　左手の吸引の使い方がポイント**（図11）
> - ドリルで椎弓切除の際には舞い上がる骨粉を吸引する。
> - 左手の吸引管で出血を吸引しながら軟部組織（黄色靱帯，硬膜管や神経根）をうまく避ける。

> **Advice　内視鏡の位置**
> - 手術操作を行ううえで，内視鏡の位置は非常に重要で，常に視野と操作がしやすい位置に置くことがポイントとなる。内視鏡は25°斜視鏡であり，内視鏡の位置と反対方向に25°傾いた視野となる。そのため，左側進入の場合では，頭側の椎弓切除は2〜3時，外側の操作は11〜1時，椎間孔の操作は10時に置く。頭で変に考えるとわかりにくいので，実際に内視鏡を動かして視野を確認することで感覚を会得しやすい。

図11　両手の操作
左手の吸引管で吸引と組織の牽引をうまく行う。

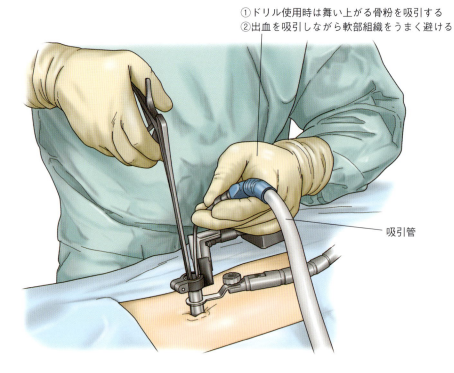

①ドリル使用時は舞い上がる骨粉を吸引する
②出血を吸引しながら軟部組織をうまく避ける

吸引管

## 黄色靱帯切除

椎弓切除後，黄色靱帯を確認し部分切除する．黄色靱帯の切除法として，小円刃刀で黄色靱帯浅層を横切し（図12a），キュレットを用いて浅層を頭・尾側に開き，深層はペンフィールドで鈍的に頭・尾側に裂いてボールプローブで硬膜外腔に癒着などがないことを確認し（図12b），ケリソンパンチで切除していく（図12c）．浅層もペンフィールドで頭・尾側に裂ける症例では，ボールプローブで浅層と深層間を確認し，ケリソンパンチで切除している．

尾側椎弓切除の際には硬膜損傷に気を付ける．

図12 黄色靱帯切除
a：黄色靱帯浅層の処理

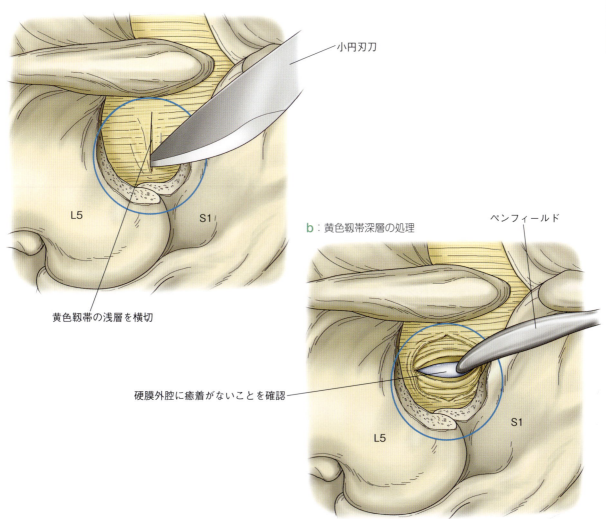

b：黄色靱帯深層の処理

### 図12 黄色靱帯切除（つづき）

c：黄色靱帯切除

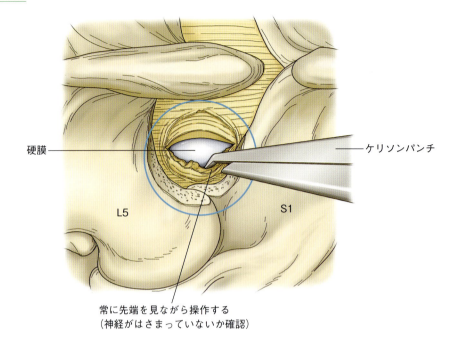

### 図13 McCulloch分類

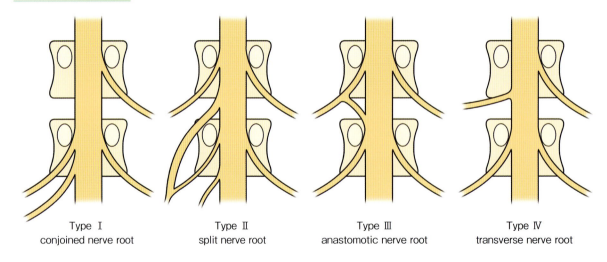

| Type Ⅰ | Type Ⅱ | Type Ⅲ | Type Ⅳ |
| --- | --- | --- | --- |
| conjoined nerve root | split nerve root | anastomotic nerve root | transverse nerve root |

> **Advice** 硬膜損傷，神経根損傷を起こさないために
> - 硬膜損傷，神経根損傷は癒着に気付かず，黄色靱帯を引っぱって損傷する場合や，ケリソンパンチの盲目的操作で損傷することが多い．そのために，ケリソンパンチを入れる前に必ずボールプローブなどを用いて癒着がないことを確認することと，ケリソンパンチの先端をモニターで見ながら神経がはさまっていないことを毎回確認することが重要である（図12c）．また，神経根の分岐異常が報告[2]されており，頭の片隅に入れながら手術を行う必要がある（図13）．

## ヘルニアの摘出

### 神経根の同定

硬膜管と神経根を確認する(図14)。神経根症状のヘルニアは該当神経根が強く圧排されており，黄色靱帯を切除した段階でははっきりしないことが多い。硬膜管を神経根と誤って内側へ強く牽引すると，神経根を股裂きし神経根を損傷する危険があり，まずはしっかり神経根を同定することが大切である。

神経根の同定は通常頭側から行うが，ヘルニアによっては尾側からのほうがわかりやすい症例もあり，外側と椎間孔入口部を十分に除圧しながら操作を進める。硬膜と神経根の同定は色調と走行状態と合わせて判断する。

### ヘルニアの摘出

神経根を内側に牽引しヘルニアを確認する(図15)。この段階で硬膜外の血管が確認できれば，バイポーラで止血凝固する。椎間板内にヘルニア鉗子を入れる場合は，鉗子の開くところを参考にそれ以上入れないで操作することで，過剰椎間板切除の予防と前方の血管損傷を予防する。

> **Advice　慣れた目が必要**
> ● 内視鏡手術はよくみえるという利点があるものの，止血が十分でないと逆によくみえなかったり，慣れていないと，靱帯，ヘルニア，硬膜管，神経根の判別がつかず，慣れた目が必要となる。硬膜と神経根の判別としては，硬膜はやや青みがかった白色，神経根はより白色にみえるので，太さや走行と合わせて同定する(図14)。また，神経組織は毛細血管の走行が透けてみられるが，黄色靱帯や後縦靱帯は神経に比べてやや黄色味を帯びており，硬膜外静脈叢以外に毛細血管の走行はみられず，鑑別の手がかりになる(図15)。

## 神経除圧の確認

ヘルニア摘出後，画像所見と実際に摘出したヘルニアの量，硬膜・神経根の可動性をみて除圧を確認する。

> **Advice　止血操作，バイポーラ，サージセルニューニット®による圧迫止血**
> ● 出血源が明らかな場合，硬膜外の血管が確認できた場合にはバイポーラを用いて止血する。出血源が明らかではない場合には，サージセルニューニット®(Ethicon社)を詰めて圧迫止血を行う。3分程度待てば通常は止血可能である(図16)。その間は別の操作をするなど，出血源の周囲はいじらずに待つことがポイントとなる。どうしても止血困難な場合には，フロシール(Baxter社)を用いて止血する。

図14 硬膜と神経根の判別

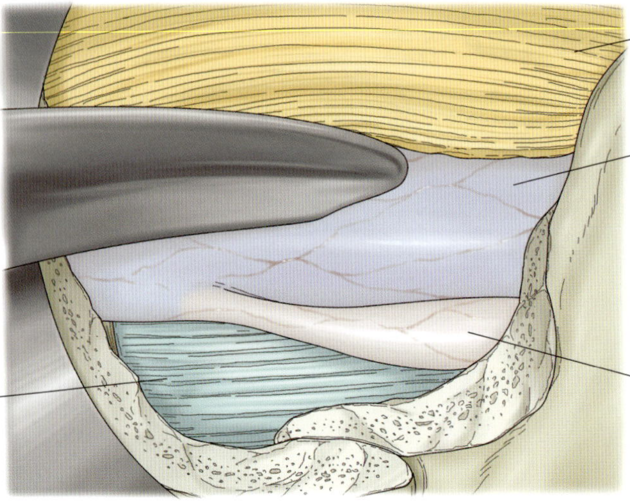

図15 内側に牽引した左S1神経根と後縦靭帯下に膨隆したヘルニア

図16 出血源が明らかではない場合の止血操作

左S1神経根の外側で硬膜外静脈叢の出血を認める場合，サージセルニューニット®を用いて圧迫止血を行う。

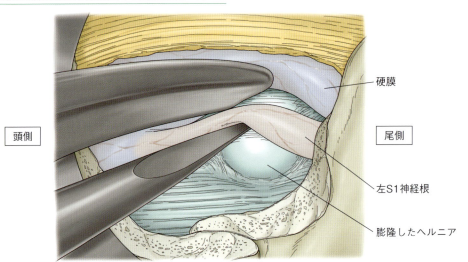

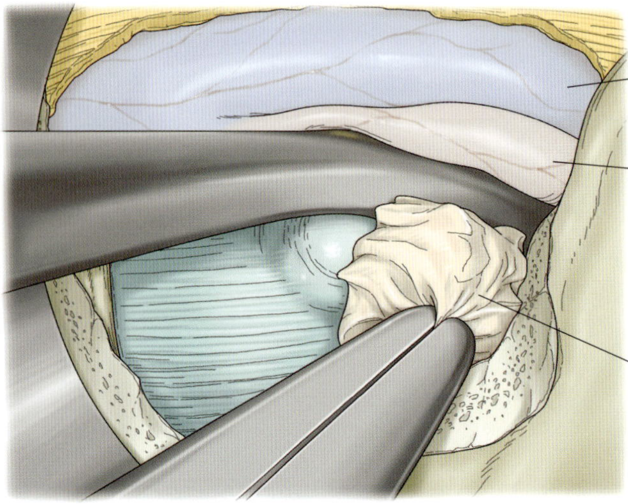

36

> **Advice** 硬膜損傷の対処
>
> ●馬尾の根糸が飛び出てこないピンホールであれば硬膜縫合はしていない。根糸が飛び出る硬膜損傷は硬膜縫合を行っている。内視鏡下の硬膜縫合も可能ではあるが，慣れないうちは難しい。無理に鏡視下縫合にこだわらず，切開を倍程度延長し，テーラー鉤をかけて直視下に縫合することを勧める。ピンホール，硬膜縫合例ともにネオベール®（グンゼ社）とベリプラスト®（CSLベーリング社）を用いて硬膜補修を行う。

## 創閉鎖

　洗浄後，ドレーンを1本留置する。ドレーン先端部は目視で確認する。その際，内視鏡の光源を用いてドレーン先端と除圧を最終確認している。その後，筋膜と皮膚下を3〜4針縫合し，表皮はテープで固定し終了する。ドレーンは翌日に抜去する。

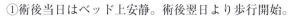

- 内視鏡下椎間板摘出術（MED）は従来のLove法と比べて低侵襲に手術が可能であることと同時に，明るい視野の下でスコープのレンズが神経の近くにあるため，良好な視界で安全に手術ができるのが最大の利点である。しかし，設置位置の不良，カメラワークの不良，出血により視野が不良になると，盲目的操作となり逆に危険性を伴う。そのため，適切な設置とカメラワーク，左手の吸引と牽引操作，確実な止血操作，慣れた目が手術成功のカギとなる。

①術後当日はベッド上安静。術後翌日より歩行開始。
②通常は簡易コルセットを症状に応じて術後3週間程度，重労働や中年以降の症例では軟性コルセットを2〜3カ月程度就労時に装着。
③デスクワーク，軽作業は術後2〜3週間より，重労働やスポーツは6週間以降を目安としている。

---

文献

1）吉田宗人編著. 内視鏡下脊椎後方手術の実際. 京都：金芳堂；2005.
2）McCulloch JA, author. Principles of Neurosurgery for Lumbar Disc Disease. New York：Raven Press：1979.

# 腰部脊柱管狭窄症に対する棘突起縦割式椎弓切除術

慶應義塾大学医学部整形外科学　**渡辺航太**

## 適応病態

①脊柱管内病変を有する腰部脊柱管狭窄症。椎間孔部の狭窄例や椎間孔外狭窄例には適応がない。

②除圧椎間に前方すべり，側方すべり，明らかな不安定性のない腰部脊柱管狭窄症。

③脊柱変形を伴っている場合や，脊柱の冠状面や矢状面バランスが不良な場合は慎重に適応を検討する。

## 術前シミュレーション

**起**

| 術前準備 | ● 画像評価（除圧椎間の決定，形状の確認） |

| 手術体位 | ● 腹臥位をとり，腹圧を逃がす |

| 縦割する棘突起の決定 | ● 十分な視野と十分な除圧のためのワーキングスペースを得る |

| 皮切 | ● 縦割する棘突起の頭側端から尾側椎間にかけて |

**承**

| 棘突起先端の展開 | ● 棘突起の上端部の露出 |

| 棘突起の縦割 | ● 棘突起内の海綿骨の露出 |

| 棘上・棘間靱帯の縦割 | ● メスまたは電気メスでの縦割 |

**転**

| 除圧部の展開 | ● 除圧椎間の露出 |

| 除圧 | ● 黄色靱帯の露出と切除 |

**結**

| 閉創 | ● 棘突起の縫合・再建<br>● 術後の合併症とその対応策 |

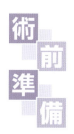
**術前準備**

①脊椎全長X線像，前・後屈X線像で適応病態の②，③に該当しないか確認する。
②除圧椎間は，臨床症状，神経症状の高位診断の結果，そしてMRIや脊髄造影，造影後CTの画像所見を参考に決定する。
③棘突起の形状（幅，先端から脊柱管までの長さなど），棘突起のアライメント（軽度の変性側弯がある場合は正中からずれていることがある）を，X線像やCTで術前にチェックする。棘突起を縦割する際の情報として有用である。
④椎間関節の形状を確認する。骨棘の増生が著しく尾側に張り出している症例では，縦割して外側に展開することが困難な場合がある。また，脊柱管の形状，特に外側陥凹部の骨性の形状を十分に確認しておく。神経組織除圧の際に，どの程度の骨性要素の掘削が必要かどうかなどの有用な情報となる。

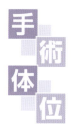
**手術体位**

①腹臥位で行うが，その際，腹部が十分に除圧されるようにHall frameなどを用いる（図1）。肥満例などで腹部に圧迫があると腹圧が上がり，硬膜外からの出血が増加する。
②股関節と膝関節は軽度屈曲位とする。

図1 手術体位

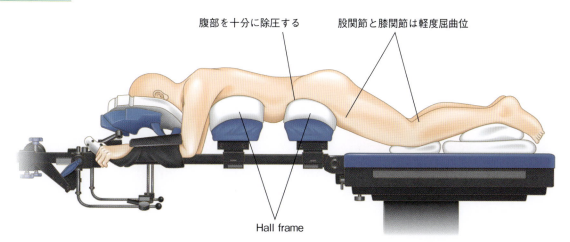

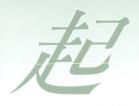

## 縦割する棘突起の決定

**縦割する棘突起の決定〜皮切**

除圧椎間の頭側の棘突起を縦割する。

> **Advice**
> ● L4/5椎間の除圧ではL4棘突起を縦割する（図2）。L3/4，L4/5椎間の2椎間の除圧の場合は，L3，L4棘突起を縦割すると十分な視野と十分な除圧のためのワーキングスペースが得られる（図3）。L4棘突起とL3棘突起の尾側1/2を縦割すると，L3棘突起基部を温存できるが，棘突起の不全骨折を生じるためか，術後の痛みが少し強い印象を受ける（図4）。

図2 L4棘突起の縦割

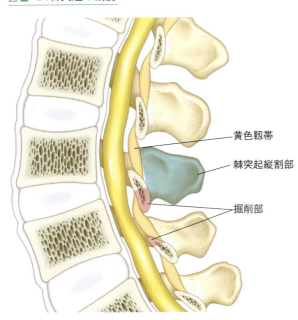

黄色靱帯
棘突起縦割部
掘削部

図3 L3，L4棘突起の縦割

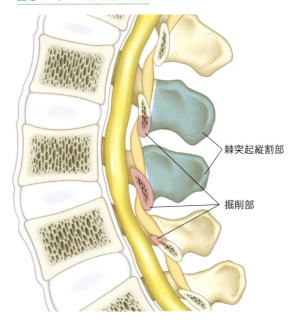

棘突起縦割部
掘削部

## 皮切

L4/5の1椎間除圧例を解説する。縦割する棘突起(L4)の頭側端から尾側椎間(L4/5)にかけて皮切を加える(図5)。

**Advice**
- 椎間部の良好な視野を得るために，皮切を1〜1.5cm程度尾側に延長してもよい。

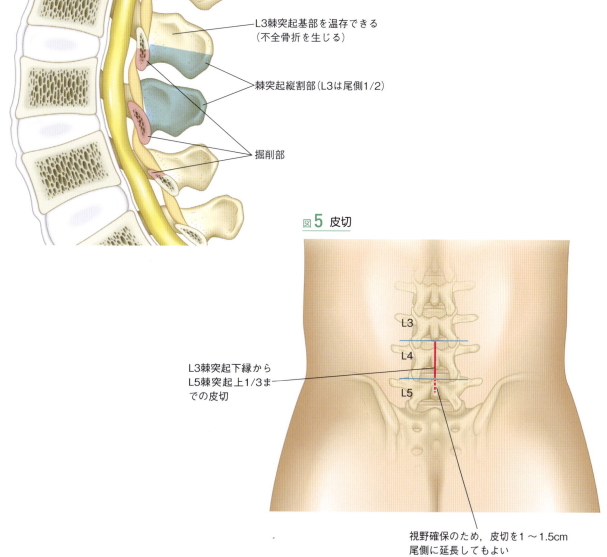

図4 L4棘突起とL3棘突起の尾側1/2の縦割
- L3棘突起基部を温存できる（不全骨折を生じる）
- 棘突起縦割部（L3は尾側1/2）
- 掘削部

図5 皮切
- L3棘突起下縁からL5棘突起上1/3までの皮切
- 視野確保のため，皮切を1〜1.5cm尾側に延長してもよい

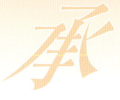

棘突起先端の展開～棘上・棘間靱帯の縦割

## 棘突起先端の展開

電気メスで皮下脂肪を切開して，棘突起の上端部を露出する（図6）。

**Advice**
- 棘突起先端の頭・尾側の長さが短い場合，棘突起の幅，棘突起の位置が不明瞭になる。その場合，先端部より軟部組織を剥離し骨組織を露出するが，剥離は最小限にとどめる。

## 棘突起の縦割

2mm径のサージエアトームで棘突起先端の皮質骨を削り，棘突起内の海綿骨を露出する（図7）。

**Advice**
- ケリー鉗子やペアン鉗子で棘突起の両脇を筋膜上からおさえ込むと正中をみつけるよい指標となる（図7）。

同部に10mm幅ノミを当て，棘突起を縦割する（図8）。

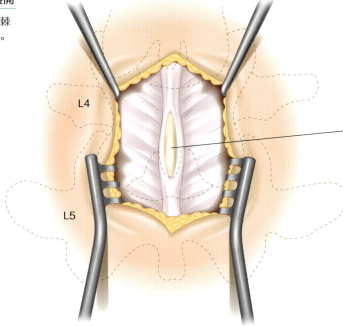

図6 棘突起先端の展開
皮下脂肪を切開して，棘突起の上端を露出する。

棘突起先端の皮質骨を露出するが，棘突起先端からの軟部組織の剥離は最小限にとどめる

## 図7 棘突起の掘削

2mm径のサージエアトームで棘突起先端の皮質骨を削り，棘突起の海綿骨を露出させる。その際，ケリー鉗子やペアン鉗子などを用いて，棘突起の幅を確認し，正中をみつける。

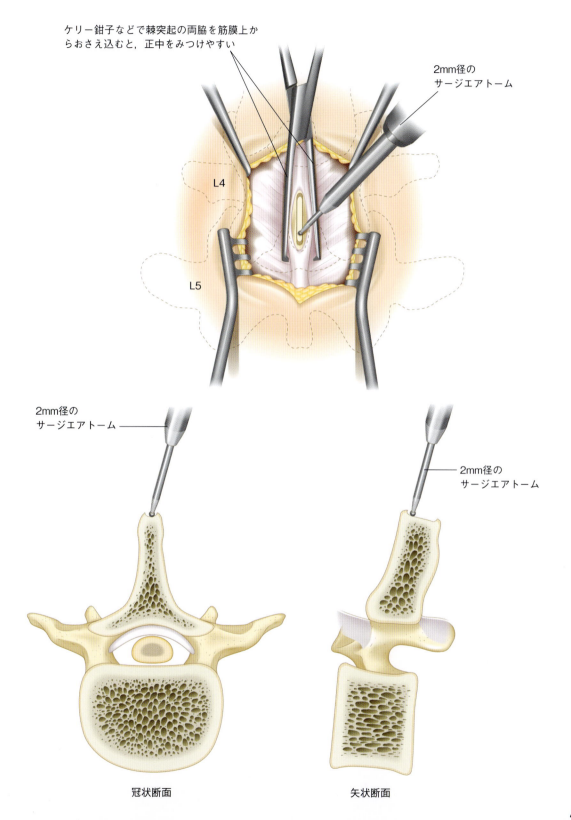

冠状断面　　　　　　矢状断面

腰部脊柱管狭窄症に対する棘突起縦割式椎弓切除術

## 図8 棘突起の縦割

ノミで棘突起を縦割する。使用するノミは10mm程度の幅の物を使用する。ノミは直と曲がりのノミを用意する。直のノミで棘突起を縦割し、さらに、曲がりノミで縦割した棘突起の基部を椎弓より遊離させる。

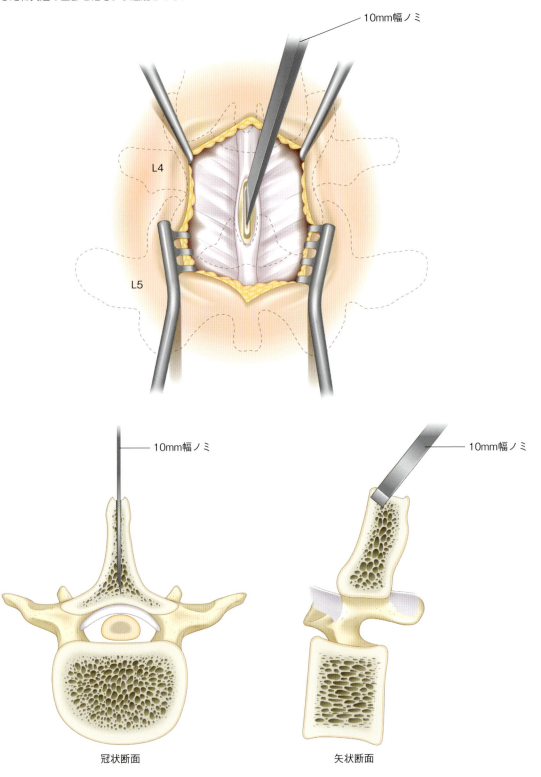

冠状断面　　　　　矢状断面

> **Advice**
> - 直のノミで棘突起を縦割し,曲がりノミで縦割した棘突起の基部を椎弓より分離する。コブエレベーターを用いて分離させることも可能である(図9)。事前にCTで棘突起の長さを計測しておく。通常,2〜2.5cmは問題ない。

### 図9 棘突起基部を椎弓より分離

開創器をかけ,除圧椎間を露出する。外側への展開の際,通常,椎間関節を露出する必要はなく,十分な視野が得られる。

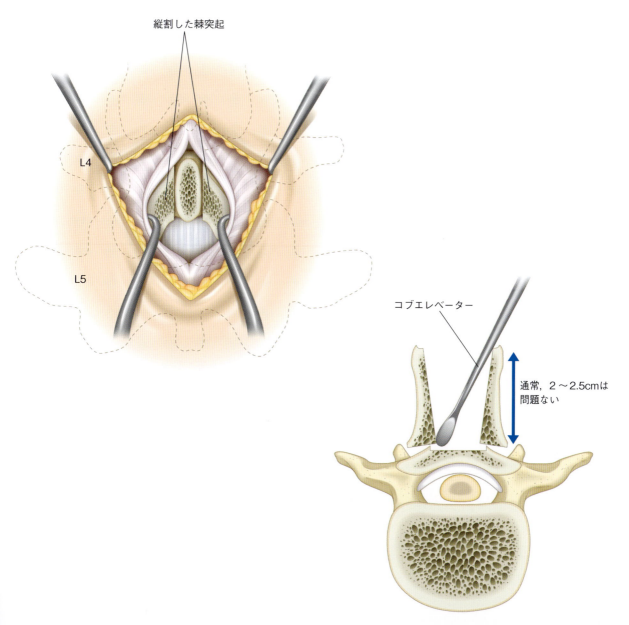

> **Advice**
> ● ノミで棘突起を縦割する前に，スパーテルを棘突起先端から挿入して，棘突起内の海綿骨を縦割しておくと，棘突起基部まで皮質骨を傷めることなく縦割できる（図10）。その後，ノミで頭・尾側の皮質骨を縦割する。

図10 棘突起内海綿骨の縦割

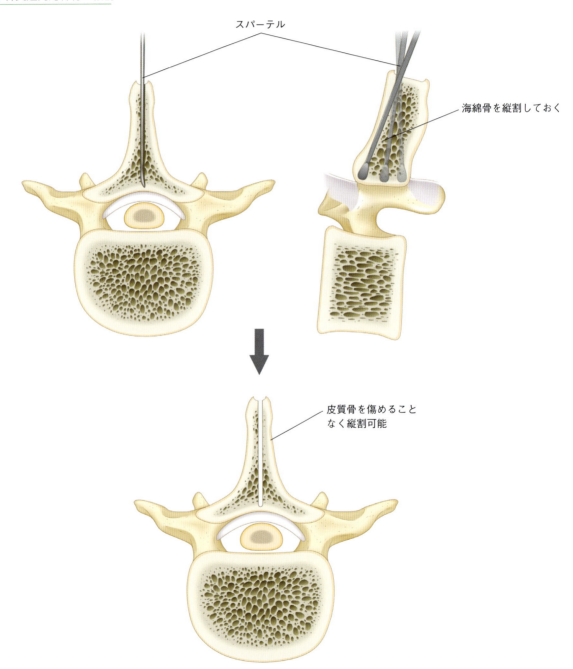

## 棘上・棘間靱帯の縦割

棘突起の縦割後, 頭・尾側の棘上・棘間靱帯をメスまたは電気メスで縦割する(図11)。

**Advice**
- 靱帯の縦割により, 縦割した棘突起をさらに外側まで圧排することが可能になり, 十分にL4/5の除圧椎間が露出される。

### 図11 棘上・棘間靱帯の縦割

棘突起の縦割の後, 頭・尾側の棘上・棘間靱帯をメスで縦割する。この操作により, 縦割した棘突起がさらに外側まで展開が可能になり, L4/5除圧椎間が露出される。

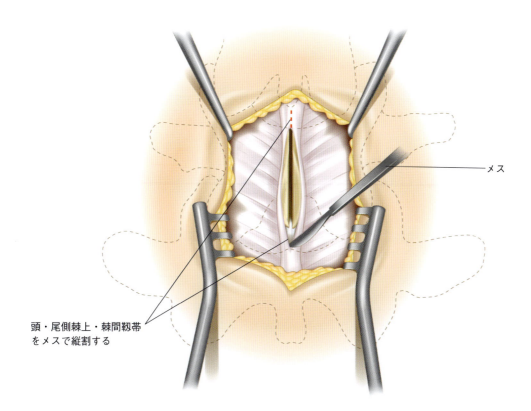

頭・尾側棘上・棘間靱帯をメスで縦割する

メス

## 除圧部の展開

**除圧部の展開〜
除圧**

開創器をかけ，除圧椎間を露出する。

**Advice**

● 開創器は軟部組織温存のため，ゲルピー型で先端が鈍の製品が望ましい。外側への展開の際，通常L4/5の椎間関節を露出する必要はない。

## 除圧

エアトームで黄色靱帯の周囲を掘削して，黄色靱帯の露出と切除を行う。

**Advice**

● L4/5の除圧を想定した場合，黄色靱帯の付着部は，頭側はL4椎弓腹側下1/2程度まで，尾側はL5椎弓の上縁に付着している（**図12**）。そのため，L4の椎弓尾側を掘削することで黄色靱帯が露出する。一方，尾側の黄色靱帯を除去することでその下にL5椎弓上縁が露出される。

● L5椎弓の下にはすぐに硬膜があるため，同部での硬膜損傷が起こりやすい。掘削の際は剥離子を硬膜と椎弓の間に入れるなどして，損傷を予防する。

● 肥厚している黄色靱帯を一塊で除去するのは困難である。背側に肥厚した黄色靱帯は適宜パンチで除去する。

● 椎間関節の内側を掘削するが，外側へどの程度の掘削が必要かどうか，術前に椎間関節の形態と外側陥凹部の形態を評価する。十分な除圧のためには，部分的な椎間関節の掘削は仕方ないが，通常，多くの部分は温存可能である（**図13**）。

黄色靱帯の露出終了後，正中から黄色靱帯を穿孔して，同部から黄色靱帯を外側に向かって切除する。

**Advice**

● 硬膜損傷を予防するため，剥離子を用いて，硬膜と黄色靱帯の癒着を十分に剥離する。外側陥凹部が骨性に狭窄している場合，対側の外側陥凹部をノミで逆トランペット型に切除して同部を解放する（**図13**）。ケリソンパンチを用いて同部の骨棘を除去してもよい。

● 硬膜損傷の予防のため，骨性組織の切除は黄色靱帯の切除前に行う。黄色靱帯が硬膜を保護するため損傷が予防できる。

● 骨性組織の切除の終了後，黄色靱帯を切除する。黄色靱帯の付着部を十分に剥離し，黄色靱帯はできるだけ一塊として切除することが望ましいが，piece by pieceでもかまわない。

神経根の外側を確認し，周囲との癒着を剥離しながらスパーテルで内側によけ，十分な可動性があるかどうか確認する。

> **Advice**
> ● 遺残する骨性要素や黄色靱帯の切除の際は，硬膜損傷を予防するため，スパーテルで神経組織を保護しながら除圧を行う。

### 図12 黄色靱帯の付着部
黄色靱帯は上位椎弓の腹側に，下位椎弓の上縁に付着する。

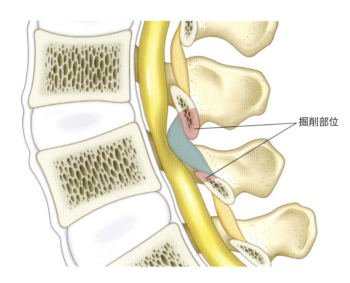
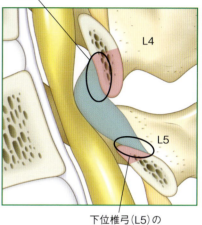

### 図13 縦割術で得られる視野
縦割術では棘突起を縦割して左右外側に圧排することにより，左右の外側陥凹部への良好な視野が得られる。

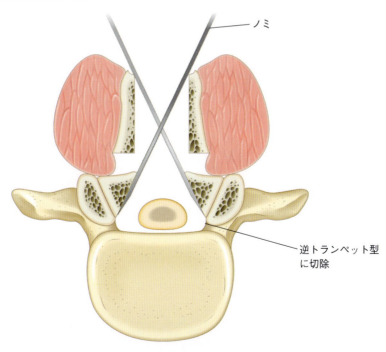

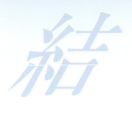

閉創～
術後の合併症
とその対応策

## 閉創

ドレーンを硬膜外に留置する。そして，縦割した棘突起の正中部に2mm径のサージエアトームで孔を1～2箇所作製し，非吸収糸を用いて棘突起を縫合・再建する（図14）。棘間靱帯も縫合する。皮下・皮膚の追層縫合を行い，手術終了とする。

**Advice**
- 血腫予防のため，除圧終了後に硬膜外からの出血を止血する。筋層からの出血は，開創器がかかっているとわからない場合があるので，開創器を一度はずして筋層からの出血がないことを確認する。ドレーンは確実に硬膜外に設置する。

図14 閉創
除圧終了後，硬膜外および筋層からの出血がないことを確認し，ドレーンを留置する。そして，縦割した棘突起の正中部に2mm径のサージエアトームで孔をあけ，同部を用いて棘突起を縫合・再建する。棘間靱帯も縫合する。

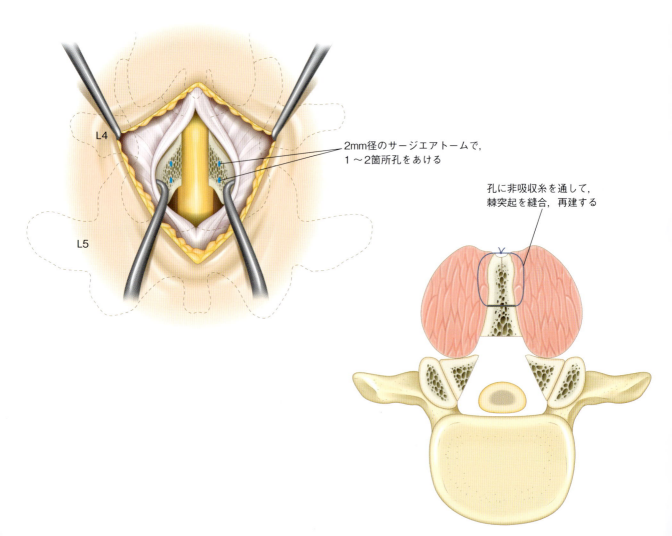

## 術後の合併症とその対応策

### 硬膜損傷

術中に硬膜損傷を生じた際は，同部を丸針5-0糸で縫合し，損傷部からの髄液の漏出を最小限にする．閉創前，修復部にはポリグリコール酸不織布シートやフィブリン糊を使用して，修復部を補強する．筋層，皮下組織は十分に縫合し，髄液の創部からの漏出を予防する．

### 硬膜外血腫

閉創前に十分な止血を行ったとしても，術後の硬膜外血腫の発生を完全には予防できない．手術当日に生じる急性の血腫は，非常に強い痛みとともに麻痺を生じることが多いため，緊急に血腫除去が必要になる．術後2～3日目に生じる血腫のほとんどの症例は，安静により1週間程度以内に軽快する．

①翌日より離床を許可し，7～10日で退院を許可する．
②創部内のドレーンは術後48時間以内に抜去する．
③創痛が強い場合，腰痛が強い場合は軟性のコルセットを着用するが，基本的に必要ない．

### 参考文献

1) Watanabe K, Hosoya T, Shiraishi T, et al. Lumbar spinous process-splitting laminectomy for lumbar canal stenosis. Technical note. J Neurosurg Spine 2005 ; 3 : 405-8.
2) Watanabe K, Matsumoto M, Ikegami T, et al. Reduced postoperative wound pain after lumbar spinous process splitting laminectomy for lumbar canal stenosis : a randomized controlled study. J Neurosurg Spine 2011 ; 14 : 51-8.

# 腰椎変性疾患に対する後側方固定術（PLF）

東邦大学医学部整形外科　和田明人

## 適応病態

①軽度の動的脊柱不安定性を伴う脊柱管狭窄症。
②Meyerding分類grade 2までの腰椎すべり症で，意図したすべりの整復を必要としない例。
③Cobb角30°未満の変性側弯を伴った腰部脊柱管狭窄症（矢状面バランス良好例）。
④腰椎後方除圧術やLove法手術後の再手術症例（再除圧のため腰椎後方要素の切除範囲が大きくなり，術後の不安定性が危惧される例）。

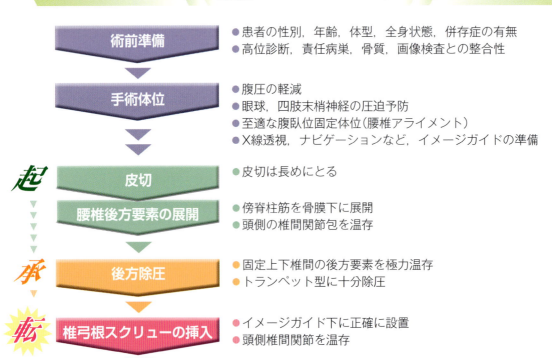

術前シミュレーション

術前準備
- 患者の性別，年齢，体型，全身状態，併存症の有無
- 高位診断，責任病巣，骨質，画像検査との整合性

手術体位
- 腹圧の軽減
- 眼球，四肢末梢神経の圧迫予防
- 至適な腹臥位固定体位（腰椎アライメント）
- X線透視，ナビゲーションなど，イメージガイドの準備

起　皮切
- 皮切は長めにとる

腰椎後方要素の展開
- 傍脊柱筋を骨膜下に展開
- 頭側の椎間関節包を温存

承　後方除圧
- 固定上下椎間の後方要素を極力温存
- トランペット型に十分除圧

転　椎弓根スクリューの挿入
- イメージガイド下に正確に設置
- 頭側椎間関節を温存

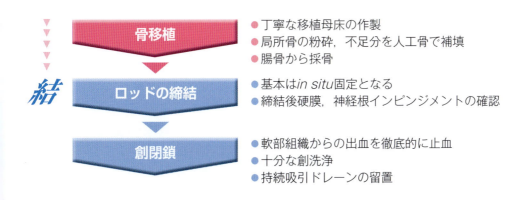

| 骨移植 | ●丁寧な移植母床の作製<br>●局所骨の粉砕，不足分を人工骨で補填<br>●腸骨から採骨 |
| ロッドの締結 | ●基本は*in situ*固定となる<br>●締結後硬膜，神経根インピンジメントの確認 |
| 創閉鎖 | ●軟部組織からの出血を徹底的に止血<br>●十分な創洗浄<br>●持続吸引ドレーンの留置 |

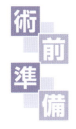

①全身状態や併存症(糖尿病，血液透析，関節リウマチ，担癌患者など)を綿密にチェックし，易感染性宿主や骨質不良患者，低栄養患者である場合には術前に十分コントロールをつけておくとともに，関係各科と密に連携をとっておく。

②臨床症状(腰痛，殿部痛，下肢痛やしびれ，間欠性跛行のタイプ)と診察所見および画像所見(単純X線像，ミエログラフィー，選択的神経根造影とブロック，CT，MRIなど)との整合性から責任高位を決定し，手術の計画を立てる。

③CT，MRIを参考に使用する椎弓根スクリューの長さと太さをあらかじめ計測しておくとともに，スクリューの挿入方向，挿入角度も計測しておく。

④出血対策として術前あらかじめ自己血貯血をする。または術中Cell Saver®(Haemonetics社)による回収血や同種血輸血の準備をし，患者本人ならびに家族から同意書を取得しておく。これに加えフィブリン糊などの血液成分由来の止血剤使用に際し患者家族の同意書が必要なものは，術前インフォームド・コンセントの際に手術同意書，輸血同意書とともに取得しておく。

⑤予定手術の場合は，術前にあらかじめ採型による硬性コルセットを作製しておく。

⑥術野は深くなるので，サージカルルーペとヘッドライトが準備できれば便利である。

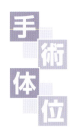

① CアームX線正・側2方向透視像が得られる手術台の上に，気管内挿管による全身麻酔下で腹圧を逃すため，脊椎手術用4点式カーボンフレームを用い腹臥位とする。その際に術者自身で眼球圧迫のないよう，また上肢は尺骨神経，下肢は腓骨神経，上前腸骨棘付近は外側大腿皮神経が圧迫されないよう手術開始前に十分確認しながら，股関節・膝関節軽度屈曲位で腰椎が無理なく前弯位となるよう体位をとる(図1)。

② 腹臥位フレームパッドによる腋下部，鼡径部の圧迫がないかを確認する。深部静脈血栓症(deep vein thrombosis；DVT)の予防にフットポンプを装着する。

③ 体位がとり終わったらCアームX線透視が無理なく，手術予定高位の正確な腰椎正・側2方向透視像が得られるか確認する。肥満患者では明瞭な画像が得られにくいことがある。腰椎前弯の強い患者では正面像でL5-S1が見づらいことがあるため10°程度手術台をヘッドアップしておくとよい。高位を誤認しないよう透視で手術予定高位の確認を行い，Kirschner鋼線(K-wire)で棘突起にマーキングをする。

④ 広く入念に術野を消毒し，不潔操作が入らないよう細心の注意を払いドレーピングを行う。

> **Advice** **手術部位感染の予防**
> ● 予定手術の場合は，極力清潔度の高いクリーンルームを使用する。
> ● 麻酔導入時に適切な予防的抗菌薬の静脈内投与を行い，手術開始時までに有効血中濃度を高めておく。
> ● 著者らは患者の皮膚消毒を行う際，ポビドンヨードまたはクロルヘキシジンによるスクラビングに続きアルコール消毒を追加している。

図1 手術体位

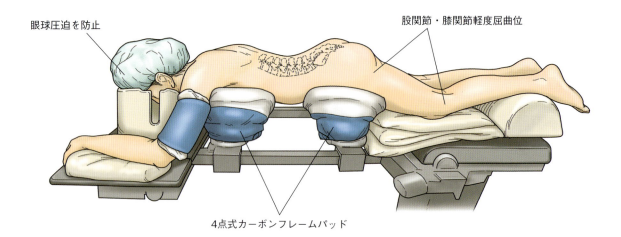

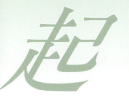

皮切〜
腰椎後方要素
の展開

ここでは基本的な後方正中縦切開によるオープンアプローチ法，椎弓根スクリュー併用での後側方固定術（posterolateral fusion；PLF）手術手技を，最も手術機会の多いL4/5高位を例に解説する。

## 皮切

椎弓根スクリュー併用PLFは側方に広く展開する必要があるため，皮切は長めにとる必要がある．L4/5高位例であれば，通常はL2棘突起からS1棘突起に至る十数cmの後方縦切開で進入する（図2）．

> **Advice** 皮切の長さに固執しない
> - 頭側1椎間程度（L4/5手術予定高位例であればL3棘突起）の小さい皮切では，開創器による皮膚緊張が強まるばかりでなく，筋圧排の圧力も高まり，かえって傍脊柱筋に対する侵襲が高くなる．さらに骨移植や椎弓根スクリューの挿入に難渋することになる．特に肥満患者では顕著になるため，皮切の長さにこだわらないようにする．

図2 皮切

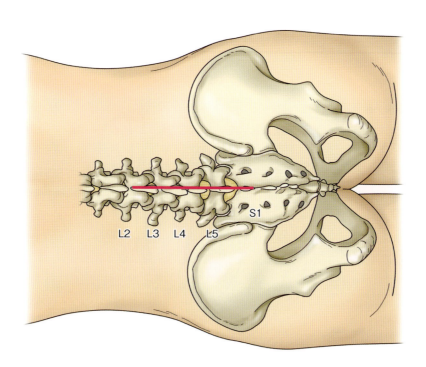

# 腰椎後方要素の展開

### 椎弓，椎間関節，横突起の展開

皮切に続き皮下組織，脂肪層を電気メスで筋膜，棘突起上（棘上靱帯）まで縦切する。固定範囲内のL4/5以外は頭・尾側棘上・棘間靱帯を極力温存しつつ（図3），コブエレベーターと電気メス（凝固モード）で骨膜下に，多裂筋をL3，4，5棘突起から椎弓，L3/4，L4/5椎間関節まで，さらに外側の最長筋をL4，L5横突起先端まで剥離展開する（図4～6）。

図3 腰背筋膜の切開

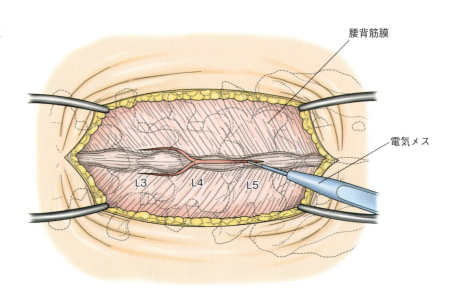

図4 棘突起から多裂筋を骨膜下に剥離
コブエレベーターを棘突起先端側面から基部まで滑らせるように使用する。

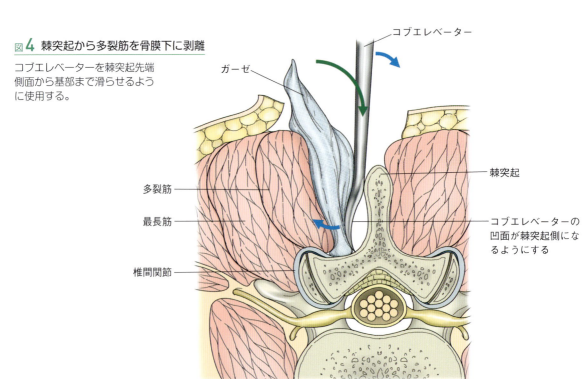

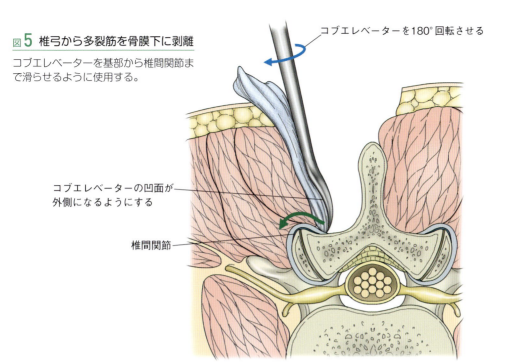

**図5 椎弓から多裂筋を骨膜下に剥離**
コブエレベーターを基部から椎間関節まで滑らせるように使用する。

コブエレベーターを180°回転させる

コブエレベーターの凹面が外側になるようにする

椎間関節

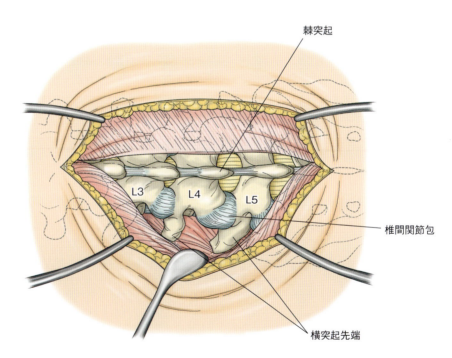

**図6 横突起の展開**
横突起先端を展開する。

棘突起

椎間関節包

横突起先端

> **Advice** 展開時の注意点とコツ①
>
> ● 多裂筋は頭側2/3が棘突起から椎弓に疎に付着し，尾側1/3は腱性組織として密に付着している。頭側2/3はコブエレベーターの凹側面が棘突起に向くように持ち，しっかりと棘突起先端側面に当てて，骨膜下にコブエレベーターの先端を滑らせるように棘突起基部まで剥離したら，コブエレベーターの凹側面が外側を向くよう持ちかえて椎間関節まで剥離する（図4, 5）。尾側1/3は電気メスで椎弓下縁から切離していくと余計な出血に見舞われることがない。傍脊柱筋内に切り込まないよう丁寧に剥離展開することが重要である。

### Advice ─ 展開時の注意点とコツ②

- 術後の隣接椎間障害予防のため，頭側のL3/4椎間関節包は決して損傷してはならない（L4/5はこの限りではないが，著者は展開時に温存するよう努めている）。電気メスによる多裂筋腱性部切離は椎弓下縁の外側縁までとし，関節包部はコブエレベーターで筋を外側に軽く吊り上げるような感覚で剥離すると，関節包と筋との間に比較的容易に剥離できる。その際に椎間関節尾側を走行する分節動脈背側枝からの出血に見舞われることがあるが，慌てずバイポーラで焼灼すれば比較的容易に止血される。
- 横突起展開時はまず示指で横突起の位置を確認し，横突起の深さと方向に注意を払いながら，コブエレベーターでL4/5椎間関節外側からL5横突起に付着する最長筋を剥離し，同様にL4横突起先端まで展開，最後に横突起間に付着する筋を横突起間膜（薄く白色で光沢のある筋膜様組織）がみえるまで外側に向け丁寧に剥離する（図6）。横突起間膜を越えて腹側に進入しないよう十分深度に注意する。この間，再度横突起基部尾側付近で分節動脈背側枝からの出血に遭遇するが，逐一電気メスとバイポーラで焼灼止血する（図7）。

## ピットフォール

### なかなか止血できない

- 分節動脈背側枝の走行は，横突起基部背側から椎間関節（上関節突起）外側に沿って上行する。横突起基部で完全損傷すると断端が腹側に退縮してしまい，バイポーラで断端がつまめなくなり思わぬ出血をまねくことがある。このようなときは慌てず，かつ迅速にインテグラン®（日本臓器製薬）やフロシール（Baxter社）など止血材を用いて数分間圧迫止血し，その後しばらくガーゼをぎっしり詰めておき，その間に対側の展開など，他の作業を行っていると止血されている。横突起間膜を越えて腹側までバイポーラを挿入し，盲目的に焼灼止血しようとすれば神経根損傷を起こす可能性がある（図7）。

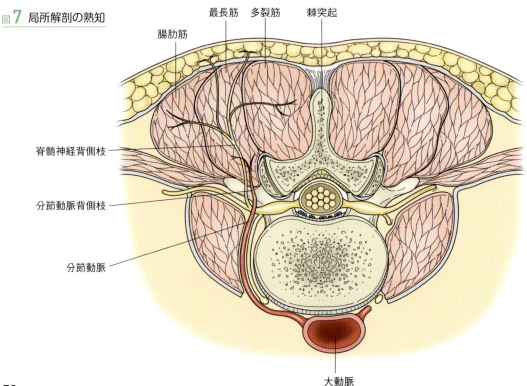

図7 局所解剖の熟知

58

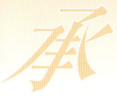

## 後方除圧

後方除圧

除圧対象椎間の頭側（L4）棘突起の尾側1/2，ならびに尾側棘突起の頭側1/3をリウエルで棘突起基部から切離し，部分椎弓切除術（開窓術）を行う（図8a）。外側は関節突起間骨折・医原性分離をきたさないようトランペット型に内側椎間関節切除を行い，神経根障害例には椎間孔除圧を追加する。特に変性すべりや変性側弯を伴った外側陥凹狭窄のある例に対しては，変性肥大し倒れ込んできている上関節突起を的確に切除することが重要である（図8b）。

### Advice 除圧法の選択

- 除圧手技の詳細は他項に譲るが，固定法がPLF単独の場合は椎間関節の温存に有利なトランペット型開窓術や，棘上靱帯・棘突起までもが温存できる片側進入両側除圧術など，極力後方要素を温存した手技が望ましい。
- 将来的な固定隣接椎間障害発生の予防として，L4/5 PLFを例にとれば，L3/4，L5/Sの棘上・棘間靱帯連続性を含めL4棘突起頭側とL5棘突起尾側の温存に努める。L4，L5の棘突起を完全に基部から摘除してL4の広範椎弓切除を行えば，広い術野で作業しやすく徹底的な除圧が可能となるが，固定上下隣接椎間の不安定性を惹起する可能性がある。

### ピットフォール

**硬膜損傷，神経根損傷に対し最大限注意**

- 高齢者，長期罹病期間例，高度狭窄例では硬膜が著しく菲薄化しており，易損傷性である。これに加え黄色靱帯に石灰化を伴う例ではしばしば硬膜との間に線維性癒着を認める。まずスパーテルを用いて黄色靱帯を椎弓腹側面から丁寧かつ徹底的に剥離する。次にこの剥離した黄色靱帯を硬膜に対してプロテクター代わりに利用し，ノミやケリソン骨鉗子，サージエアトームを用いて骨性除圧を行う。最後に硬膜と黄色靱帯との癒着を確認しながら慎重に剥離し，黄色靱帯を一塊として摘除すると安全に開窓，椎弓切除ができる。万一硬膜を損傷して髄液の漏出を認めても，数mm程度の損傷であればフィブリン糊の散布で修復する。5mm以上の損傷であれば6-0程度のナイロン糸またはプロリン糸で縫合する。

## 図8 後方除圧

a：部分椎弓切除術

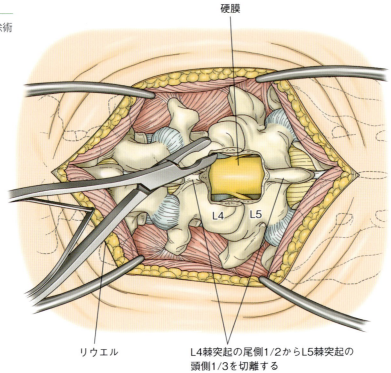

硬膜
リウエル
L4　L5
L4棘突起の尾側1/2からL5棘突起の頭側1/3を切離する

b：トランペット型内側椎間関節切除術

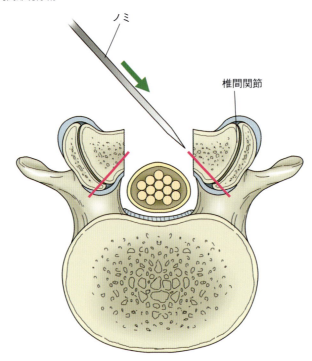

ノミ
椎間関節

## 椎弓根スクリューの挿入

腰椎椎弓根スクリューの挿入点は，原則として横突起基部中央と上関節突起外側縁の交点となる[1,2]。またS1は上関節突起基部外尾側となり，L1〜3では乳様突起が挿入点として利用できる（図9）。

挿入点にサージエアトームやスクリューオウルで挿入孔を作製し，術前画像評価で得た椎弓根の水平面での傾きを念頭に置き，腰椎用ペディクルプローブをgear shift techniqueで慎重に椎弓根内に押し進める（図10）。この際あらかじめCアームで正確な腰椎側面像が得られるようにしておき，ペディクルプローブが椎体内を進むときに頭側終板に平行となるよう透視で時折確認しながら作業を行う。透視像上ペディクルプローブの先端が椎体前縁から15mm程度まで挿入できれば十分である。

この作業中，特に椎弓根内で強い抵抗があれば，おそらく椎弓根内壁に当たっているので決して無理にペディクルプローブを押し進めてはならず，少し引き抜いてから再度挿入角度を変えてグズグズっとした海綿骨の感触を感じながら正しい方向に下孔を作製する。

続けて使用予定サイズのスクリュー径より1mm細径のタップを切る（図11）。ペディクルスクリューは原則としてキャンセラススクリューなので，タッピングは椎弓根基部を少し越えるくらいまで（20mm程度）とし，loosening予防を心がける。

細いボールチッププローブの先端に意識を集中し，椎弓根内・外側に穿破がないかくまなくプロービングする。特に骨粗鬆のある患者では，プロービングの感触に乏しく椎弓根を内側穿破しやすいので注意を要する。

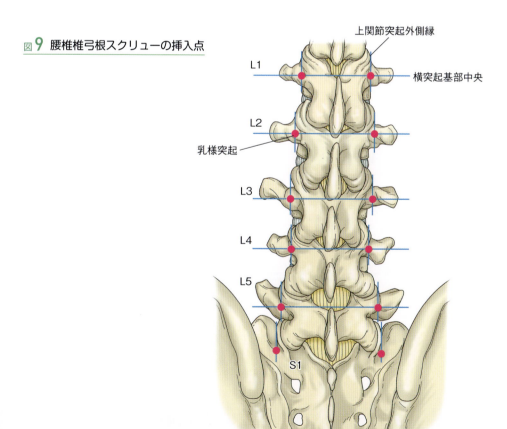

図9 腰椎椎弓根スクリューの挿入点

図10 椎弓根のプロービング

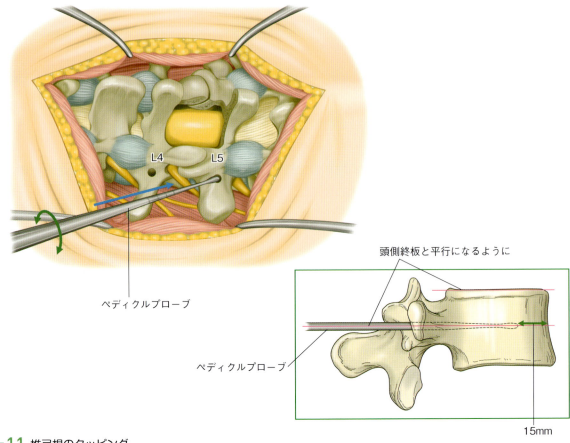

ペディクルプローブ

頭側終板と平行になるように

ペディクルプローブ

15mm

図11 椎弓根のタッピング

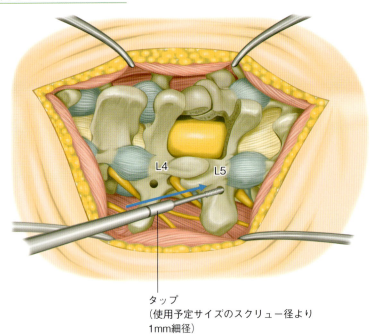

タップ
（使用予定サイズのスクリュー径より1mm細径）

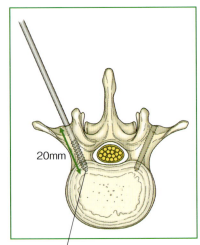

20mm

先端は椎弓根基部を少し越えるくらいまで

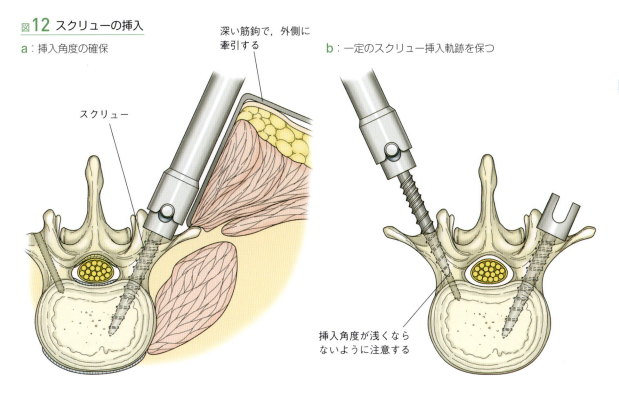

図12 スクリューの挿入
a：挿入角度の確保
深い筋鉤で，外側に牽引する
スクリュー
b：一定のスクリュー挿入軌跡を保つ
挿入角度が浅くならないように注意する

　スクリュー挿入前にペディクルマーカーを挿入し，腰椎正・側2方向透視像でスクリューの軌跡を確認するとさらによい．
　スクリューの下孔が正しく作製できていることが確認されたら，予定されたサイズのスクリューを力まずゆっくりと下孔の軌跡に沿って頭側終板と平行に挿入する（図12）．

### ピットフォール

**スクリュー逸脱の原因と対策**

- 下位腰椎から仙椎にかけては術野が深く，さらに肥満患者や背筋の発達した男性ではこれが顕著となり，開創器を最大限に広げてもスクリューホルダーと干渉してしまい，思った方向・角度にスクリューを挿入できないことがある．このようなときは一時的に開創器をはずし，助手に深い筋鉤で挿入部のみ外側に牽引してもらうとよい（図12a）．
- 下孔作製時やタッピング時，スクリュー挿入時はプローブやホルダーをしっかりと把持し，挿入方向に対し常に一定の角度を保つよう心がける．特に術野が深い症例では外側の筋肉に押されてしまい，手回しでスクリューを深く挿入していくにつれ，徐々に挿入角度が浅くなってしまわないよう十分注意する（図12b）．挿入時は助手に方向・角度を観察させて注意喚起してもらうのがよい．
- 挿入時はぶれないよう腋をしっかりと締めて片手でドライバーを回し，片手はストッパーとして多少引き気味にスクリューホルダーを把持するとよい．スクリュー挿入開始時に手元が滑ると，誤って除圧部にスクリュー先端が落ちてしまい硬膜損傷をきたすおそれがある．

### Advice 安全確実な椎弓根スクリュー設置①

- スクリュー挿入に際し，放射線被ばくの観点から一切イメージガイドを使用しないフリーハンドテクニックが望ましいが，慣れるまではCアームで正確な腰椎正・側2方向透視像で確認しながら設置することを勧める。透視ビームは極力ワンショット画像のみとし，連続透視を避ける。術者，患者ともに被ばく防護に努める。
- 正確な腰椎正・側2方向透視像とは，経皮的椎弓根スクリュー挿入の際に用いられる透視像と同じで，正面像では当該椎体の頭側終板が一直線にみえ，棘突起陰影が椎体中央にあり，それをはさんで椎弓根陰影が左右対称にみえる状態である。側面像は当該椎体の頭側終板が一直線にみえ，椎弓根側面陰影が左右重なった状態をいう（図13a, b）。この透視像が得られることを執刀前に入念に確認しておくことが重要である。
- 安全確実な挿入法（図13）：透視下にスクリューを挿入するコツは，二次元画像である透視イメージを頭のなかで三次元構築することが重要である。椎弓根を円筒形に見立てて（図13c），挿入点（図13★）は腹臥位透視正面像で右が椎弓根陰影の3時，左が9時の部位となり（図13a），側面像では横突起基部で椎弓根の上下幅中央となる（図13b）のが理想である。プローブを15mmほど進めたら椎弓根の椎体基部（図13●）に達する。ここで透視像上，正面像でプローブの先端が椎弓根の中央，かつ側面像で椎弓根基部にあれば逸脱のない安全なスクリュー軌道である。

### 図13 X線透視下スクリュー挿入の基本原則

a：腹臥位透視正面像では挿入点は椎弓根陰影の右3時，左9時の部位になる。
b：側面像では椎弓根中央を通過し，頭側終板に平行の軌道とする。
c：椎弓根を円筒形に見立てると安全な軌道であることが理解しやすい。

★：スクリュー挿入点
●：椎弓根の椎体基部スクリュー通過点
→・→：スクリュー軌道

a：正面像

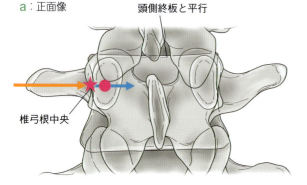

頭側終板と平行
椎弓根中央

b：側面像

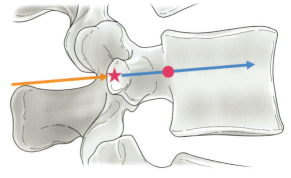

c：挿入の模式図

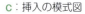
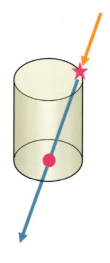

d：挿入後

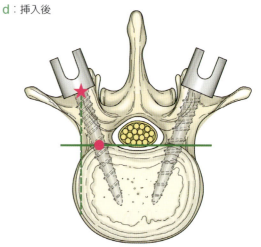

### Advice 安全確実な椎弓根スクリュー設置②

- 腰椎椎弓根の形態は，L1からL5へと尾側になるほど徐々に水平面での椎体に対する傾き角度が大きくなることを意識してスクリューを挿入する（図14）。
- 非常に高価であるが，脊椎ナビゲーションシステムを所有している施設であれば積極的に併用する。術者の被ばく量低減になるのみでなく，挿入点や挿入方向などの情報がリアルタイムで得られ，術者への技術的フィードバックも大きい。
- 多くの場合トップローディングタイプのマルチアキシャルスクリューを使用すると思われるが，手術に夢中になりすぎてスクリューを深く挿入しすぎると，スクリューヘッドが動かなくなってしまうことがある。いったん深く挿入しすぎてからスクリューを逆回転させて抜くと，looseningの原因となりうるので挿入深度にも注意を払う。

図14 腰仙椎の高位別スクリュー挿入角度

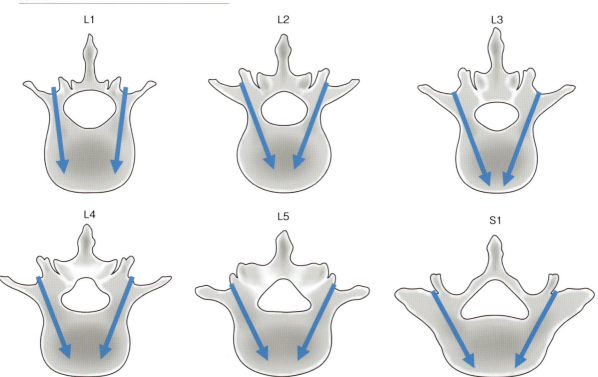

> **Advice** **除圧が先か？　スクリュー設置が先か？**
>
> ● 本項では「除圧が先」で解説してきたが，先にスクリューを設置してから除圧という順序でもよい。それぞれ利点，欠点がある。
> ● 「除圧が先」の利点は本手術対象の主病態である脊柱管狭窄，つまり一番の問題点を先に片付けてしまうことであり，後の作業が精神的に楽に遂行できることに尽きる。欠点は前述のように，インストゥルメンテーション施行時に思わぬ硬膜損傷をきたすリスクがあることである。
> ● 「スクリュー設置が先」の利点は，すべりや側弯をある程度矯正しロッドを仮固定して本来の解剖学的形態に近付けることにより，除圧操作が行いやすくなることである。ただし欠点として高齢者や骨粗鬆症例ではスクリューlooseningの原因となるので，絶対に無理な矯正操作を行ってはならない。

## 骨移植

　移植骨の骨源としては以下が挙げられる。
①後方除圧の際に摘除した棘突起，椎弓などの局所骨をボーンミルで粉砕し使用する。
②腸骨より海綿骨ならびに半層皮質骨を採骨し使用する。
③不足分はハイドロキシアパタイトやβ-TCPなどの人工骨を①および②に適宜補填・併用する。
　移植母床の作製はサージエアトームまたはコブエレベーターを使用し，横突起背面と上関節突起から関節突起間部外側の皮質骨を，うっすらと出血がみられるまで丁寧にdécorticationする（**図15a**）。最後に十分量の移植骨を密に移植する[3]。自家腸骨を用いる際は海綿骨，半層皮質骨の順に母床に移植する[4～6]（**図16**）。

> **Advice** **骨移植が固定術の決め手となる**
>
> ● 固定術はいかにたっぷりと骨移植を行い，確実な骨癒合を得るかが手術成功のカギとなる。
> ● 著者は椎体間固定を併用しない場合はPLF単独とはせず，必ず椎間関節固定術を併用している（**図15b**）。椎間関節固定は関節面の軟骨を掻爬しながら，10mm以上しっかりと掘り込み骨移植することである。
> ● 母床作製の際，小柄な高齢女性ではスクリューヘッドが邪魔になることがある。また骨脆弱性のため無理にコブエレベーターを押し当ててdécorticationしようとすると横突起骨折を起こすことがあるので，無理せず細めのダイヤモンドバーを用いて母床を作製する。

## 図15 骨移植母床作製の範囲

a：PLFの骨移植母床　　　　　　　　　　　b：椎間関節固定の骨移植母床

うっすらと出血がみられるまで，décorticationする

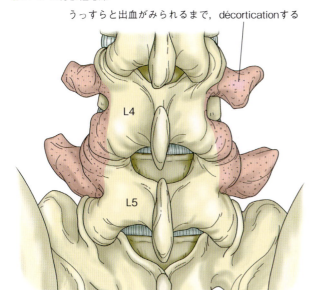
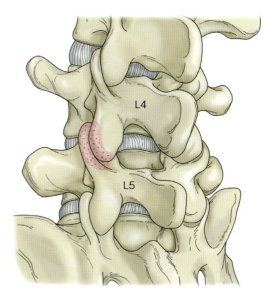

## 図16 骨移植とロッドの締結

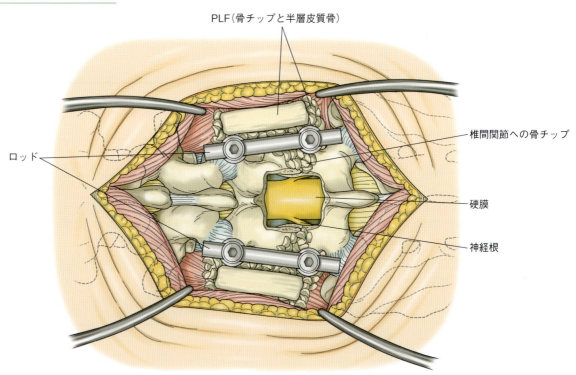

- PLF（骨チップと半層皮質骨）
- 椎間関節への骨チップ
- ロッド
- 硬膜
- 神経根

腰椎変性疾患に対する後側方固定術（PLF）

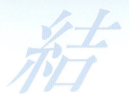

ロッドの締結〜
創閉鎖

## ロッドの締結

　PLFは基本的に*in situ*固定となることを念頭に置き，無理な矯正力を加えずロッドを締結するよう心がける。意図してすべりを矯正したい場合などは椎体間固定を併用しない限り，術後にスクリューlooseningや矯正喪失をまねきやすい。PLFは最終的に*in situ*固定となることが多いため，あくまで「術中体位のまま」の「自然な姿勢」でスクリューに無理な矯正力が加わらないよう注意して締結するようにする。それでもスクリューヘッドにプラグを締め込んでいくと自然とスクリューが引き寄せられることも多く，意図せず矯正されることもあるので，ロッド締結後は硬膜や神経根が除圧部の辺縁や椎間板膨隆などによりインピンジメントされていないかを確認する。

> **Advice**　*In situ*でロッドを締結するコツ
> - プラグでロッドをスクリューに固定する際は，スクリューを1本ずつ最終締結してしまわずに，固定範囲内に挿入したすべてのスクリューヘッドの間をいったりきたりしながらプラグを少しずつ均等に締め上げていくとよい。

## 創閉鎖

　1,000ccの生理食塩水で十分創洗浄をした後に吸引ドレーンチューブを留置し，筋層，皮下，皮膚の順に密に縫合する。

> **Advice**　感染予防，血腫予防の徹底
> - **感染予防**：インストゥルメンテーション併用腰椎後方手術の術後感染率は2〜3%と比較的高率であり，徹底的な予防が大切である。著者は閉創直前だけでなく，すべての症例に対し術中1時間おきに1,000ccの生理食塩水で術野の洗浄を行っている。糖尿病や関節リウマチ，透析患者など易感染性宿主の場合は閉創前洗浄の際，0.1%に希釈したポビドンヨード生理食塩水を併用している。さらにその有効性は賛否両論ではあるが，4時間を超える手術となった際にはバンコマイシンパウダーの創内散布を行うようにしている。
> - **血腫予防**：脊椎手術後血腫の頻度は0.1〜0.5%と高くはないが，ときとして重篤な麻痺が生じるため予防に努める。閉創前に硬膜外や筋層からの出血を徹底的にバイポーラで凝固止血するのはもちろん，吸引ドレーンチューブは必ず留置し，筋層縫合の時点で陰圧吸引を開始する。

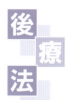
## 後療法

①手術当日の安静度はベッドアップ30°まで許可し，体位変換は疼痛に応じて看護師の介助の下で側臥位を許可する（自力での側臥位はドレーンが抜ける危険があるため不可）。

②ドレーンは原則として48時間で抜去とするが，排液量により適宜変更する。

③術翌日または2病日目に，術前あらかじめ作製しておいた硬性コルセットを装着し，離床，歩行練習を開始する。コルセット装着期間は原則として術後3カ月間とし，臨床症状や画像所見により適宜延長する。

④退院時までにコルセット装着の必要性や，日常生活動作（ADL）では極力前屈動作を避けるようインフォームド・コンセントを行う。

文献

1）中井　修. 腰椎変性側弯に対するペディクルスクリューを用いた矯正固定術. OS NOW Instruction No.18 腰椎の手術. 馬場久敏, ほか編. 東京：メジカルビュー社；2011. p69-74.

2）種市　洋. 腰椎すべり症に対するインストゥルメンテーション. OS NOW Instruction No.6 Spinal Instrumentation. 馬場久敏, ほか編. 東京：メジカルビュー社；2008. p131-43.

3）Zdeblick TA. A prospective, randomized study of lumbar fusion. Preliminary results. Spine(Phila Pa 1976) 1993；18：983-91.

4）Macnab I, Dall D. The blood supply of the lumbar spine and its application to the technique of intertransverse lumbar fusion. J Bone Joint Surg Br 1971；53：628-38.

5）佐藤栄修. 腰椎後側方固定術（PLF）. サージカルテクニック 脊椎. 徳橋泰明編. 東京：メジカルビュー社；2004. p28-40.

6）Wiltse LL, Bateman JG, Hutchinson RH, et al. The paraspinal sacrospinalis-splitting approach to the lumbar spine. J Bone Joint Surg Am 1968；50：919-26.

# 腰椎変性すべり症に対する後方進入椎体間固定術

東京慈恵会医科大学整形外科学　曽雌　茂

## 適応病態

① 不安定性を伴う腰椎変性すべり症[1]
　a) Meyerding分類grade 1以上のすべり
　b) Meyerding分類grade 5以上の後方開大
　c) 3〜4mmの前後方向の椎間動揺性（translation）
　d) CT，あるいはMRIでの椎間関節の亜脱臼やeffusion（滲出）
② 椎間孔部の狭窄
③ 変形（椎間の楔状化や側方すべり）
④ multiply operated back（MOB）

## 術前シミュレーション

**術前準備**
- 神経症状の把握，除圧範囲や椎間孔狭窄の有無の確認
- 不安定性，すべりの程度の把握
- スクリュー挿入点，椎弓根の解剖の確認
- 椎体の大きさ，ケージの大きさの確認
- 全身状態の把握

**手術体位**
- 腹圧の減少
- 外側大腿皮神経，四肢の末梢神経の圧迫の回避
- X線コントロール（手術高位の確認，椎弓根および椎間腔の傾きの確認，前弯およびすべりの程度の確認）

*起*

**皮切**
- 正中縦切開

**椎弓の展開**
- 椎間関節の内側縁まで展開

**椎間関節，横突起の展開**
- 上・下の横突起，椎間関節，椎弓外側縁が1つの視野でみえるように展開

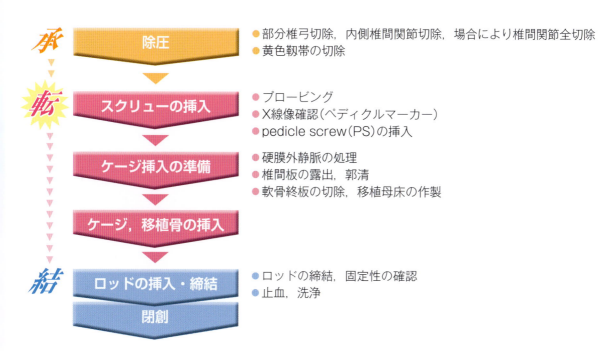

①全身状態の把握，併存症の確認（糖尿病，肝炎など）。
②服薬状況の確認（抗凝固薬，副腎皮質ステロイドなど）。
③除圧範囲，椎間孔狭窄の有無を確認。
④スクリュー挿入点，椎弓根の解剖（太さ，傾き，長さ），椎体の大きさ（奥行き），ケージの大きさなどの確認。
⑤骨粗鬆症の有無の把握。
⑥使用するインプラントや器械の確認，ハイドロキシアパタイト（HA）ブロックなどのaugmentationの準備が必要か否か。

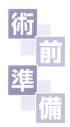

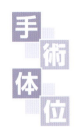

## 手術体位

① 4点支持器(Hall frame)，あるいはロール枕などを使用して十分に腹圧をとる(図1a)。
② 4点支持器と体の間もソフトナース(クラシエ薬品)を入れ，褥瘡を予防をする。
③ 中枢のパッドの位置を下部肋骨弓に合わせる(女性の場合，乳房や乳首が圧迫されないように注意する)。
④ 外側大腿皮神経の圧迫に注意する(末梢のパッドの位置と股関節の角度)。
⑤ 眼球圧迫，頸椎のポジション，尺骨神経など末梢神経麻痺などにも注意する(図1b)。
⑥ 術前に術中のX線コントロール撮影を行うことを念頭に置いて準備する。

### Advice

- すべり症の場合，腰椎前弯を減少(前屈)するとすべりが大きくなり，逆に前弯を増強(後屈)するとすべりは矯正されることは周知の通りである。除圧は腰椎前弯を減少させた体位のほうがやりやすいが，可及的なすべりの矯正，最終固定時の良好なアライメント獲得のためにも，適当な腰椎前弯を維持しておくことが望ましい。
- 腰椎前弯の維持を意図し，大腿前面－膝－下腿にソフトナースなどのマット，枕を置き，股関節，膝関節があまり屈曲しないようにする。これにより，外側大腿皮神経の圧迫も予防できる。
- 術前にX線撮影を行い，手術高位，すべりの程度，前弯の程度を確認する。また，椎弓根と固定する椎間腔の傾き(頭・尾側方向への振り角)を確認する。椎弓根，椎間腔が地面と垂直に近いほうがやりやすい(通常は少し手術台を少しヘッドアップする)[2]。
- 麻酔医の協力が得られれば，術中は低血圧麻酔と十分な筋弛緩をお願いする。

### 図1 手術体位

ヘッドアップし，固定椎間がより垂直に近くなるように調整する。そのほうがスクリューやケージの挿入方向をイメージしやすい。
a：4点支持器(Hall frame)を使用する。4点のパッドの位置に注意し，十分に腹圧をとる。大腿部にマット(ソフトナース)を入れ，股関節が屈曲しすぎないようにする(適度な腰椎前弯の維持と外側大腿皮神経麻痺の予防)。
b：眼球や末梢神経の圧迫にも注意する。

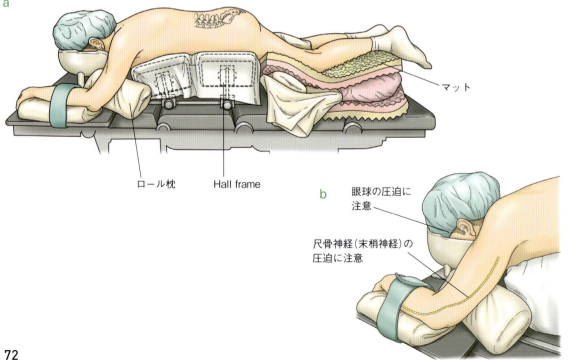

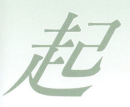

皮切～
椎間関節，横
突起の展開

## 皮切

正中縦切開で進入する。L4/5の除圧・固定の場合，L3椎弓からL5椎弓まで十分展開する必要がある。皮切としてはL2/3の棘突起間からL5/Sの棘突起間までとなる（図2）。

**Advice**
- 慣れるまでは皮切は大きめのほうがよい。その後の術野の展開が容易である。
- 固定椎間以外の棘上・棘間靱帯を傷めないように注意する。

図2 皮切
L2/3の棘突起間からL5/Sの棘間まで切開する。
L3〜5の椎弓が十分展開できるほうがよい。

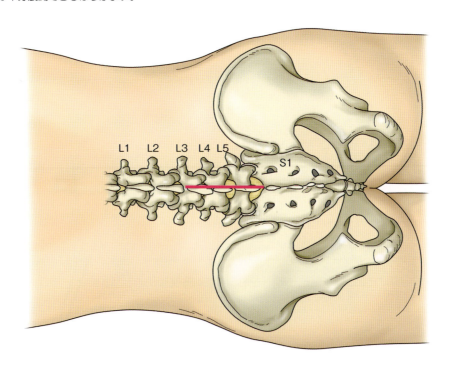

## 椎弓の展開

電気メス，コブエレベーターを用いて，多裂筋を棘突起，椎弓から骨膜下に剥離し，椎間関節の内側縁まで展開する（L3～L5，図3a）。

**Advice**
- L3/4の椎間関節は非固定椎間であるので，関節包を傷めないように十分注意する。
- 椎間関節の変形性関節症により，椎間関節の内側への肥厚やオーバーハングがあると剥離しづらい。術前のCTで把握しておく。

図3 椎弓の展開
a：コブエレベーターで多裂筋を骨膜下に剥離する（椎間関節の内側縁まで）。
b：コブエレベーターの向きを逆にして，果物の皮を剥くような感じで，関節包の上から関節包を損傷しないように筋肉を剥離する（矢印）。

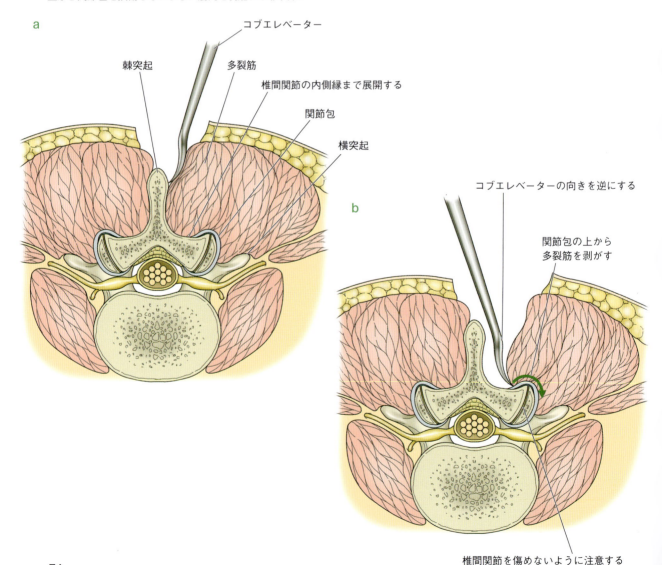

## 椎間関節，横突起の展開

　椎間関節を傷めないようにコブエレベーターを使用し，果物の皮を剥くような感じで関節包の内側縁から外側縁まで，関節包の上にある筋肉を剥離する（図3b）。
　横突起の位置と深さを摂子や粘膜剥離子で確認しながら，関節包の外側に付着する筋肉を切離し，横突起全体が露出するまで剥離する。
　最終的に上下の横突起の間にある筋肉を横突起間膜の上で外側まで剥離し，上・下の横突起，椎間関節，椎弓外側縁が1つの視野でみえるように展開する（図4）。

> **Advice**
> - 横突起の基部が露出できればスクリューを挿入できるが，最初は横突起を完全に展開したほうがよい。
> - 展開が悪いとスクリュー挿入時に筋肉に押されて向きが変わりやすく，逸脱の原因となる。
> - 関節包には外側からの血管が多く進入しているので，丁寧な止血が必要である（図5）。
> - オーバーハングした上関節突起や周囲の軟部組織により出血点がみつけづらいことも多い。多少面倒であるが，バイポーラで十分焼灼してから電気メスで切離するとよい。
> - 電気メスやバイポーラなどを使用する際には，横突起の深さより腹側に入れないように注意する。
> - 関節突起間部から上外側に剥離を進めると，副突起と横突起の基部を展開できるが，ここは血管が入り込むところでもあり，出血するので注意する（図6）。

### 図4 椎間関節，横突起の展開
上・下の横突起，椎間関節，椎弓外側縁が1つの視野でみえるように展開する。

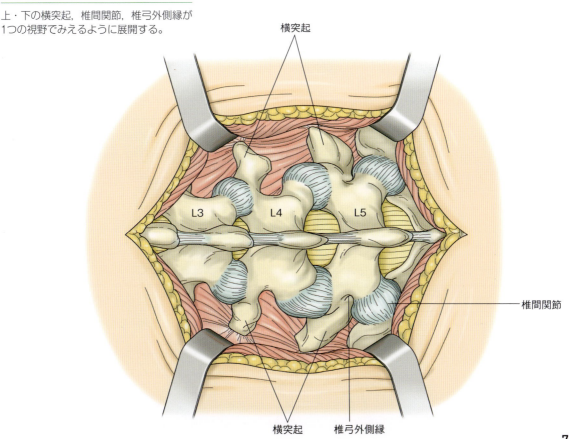

図5 椎間関節周辺の血行と神経

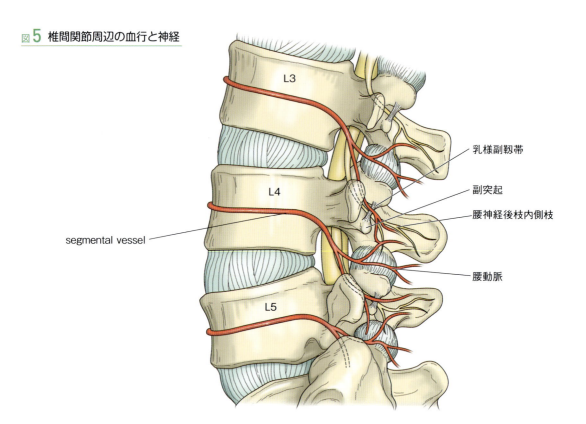

- 乳様副靭帯
- 副突起
- 腰神経後枝内側枝
- 腰動脈

segmental vessel

図6 副突起・横突起基部の展開

関節突起間部から電気メスで上外側に剥離を進めると，副突起と横突起の基部を展開できる．しかし，ここは血管が入り込むところ（神経の後枝内側枝もある）であり，出血するので注意する（図5参照）．

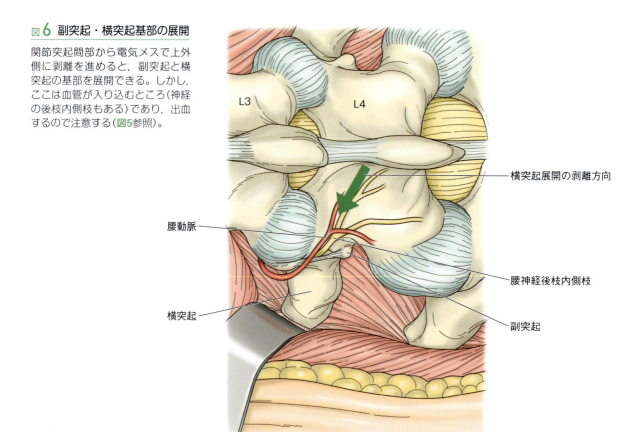

- 横突起展開の剥離方向
- 腰動脈
- 腰神経後枝内側枝
- 横突起
- 副突起

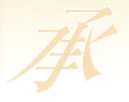

## 除圧

除圧

　脊柱管内の除圧は黄色靱帯の切除が基本である(通常と同じ)。切除骨を移植骨として使用するため、サージエアトームは使用しない。
　適時、ラミナスプレッダーを使用し、椎弓間を開大するとやりやすい。
頭側：黄色靱帯を椎弓から剥離しながら、骨切除を行う。中枢付着部まで完全に剥離する(図7a)。
尾側：浅層を下位椎弓付着部から鋭匙で剥離した後、深層部分を椎弓の腹側から一部骨切除を行いながら剥離する(図7b)。
側方：内側椎間関節切除(下関節突起内側1/3と上関節突起の内側の切除)を行い、黄色靱帯の付着を剥離する(図7c)。
　一連の操作により、黄色靱帯は全周性(一部、椎間孔部のみ剥離できていない)に剥離され、ほぼ一塊として摘出できる。
　椎間孔狭窄がある場合にはL4/5の椎間関節全切除を行う。これにより、経椎間孔的腰椎椎体間固定術(transforaminal lumbar interbody fusion；TLIF)も可能となる[2,3]。

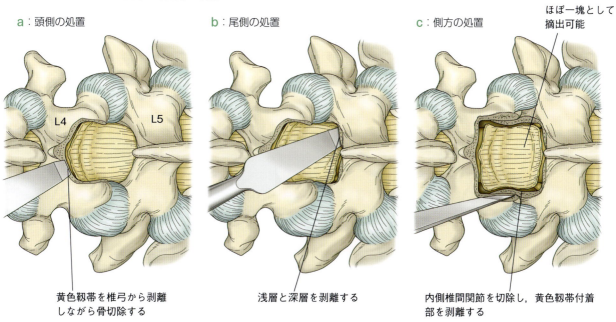

図7 除圧
椎弓上縁の黄色靱帯付着部を鋭匙などで剥離する。必要に応じて、骨切除も加えながら椎弓腹側の付着部を剥離する。

a：頭側の処置　　b：尾側の処置　　c：側方の処置

黄色靱帯を椎弓から剥離しながら骨切除する　　浅層と深層を剥離する　　内側椎間関節を切除し、黄色靱帯付着部を剥離する

ほぼ一塊として摘出可能

## 図7 除圧（つづき）

d：左L4/5の椎間関節切除がなされている。椎間孔部狭窄がなければ必ず必要なわけではないが，移植骨の確保のために片側は切除する場合もある。

d：除圧後

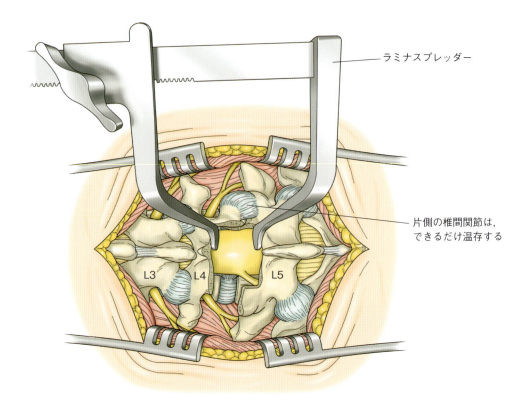

ラミナスプレッダー

片側の椎間関節は，できるだけ温存する

**Advice**

- 直視にてL5神経根の除圧を確認すると同時に，L5椎弓根内側縁・下縁を粘膜剥離子で触知しておく。また，可能であればL4の椎弓根内側縁・下縁も触知しておく。これにより，除圧の確認ができるのと同時に，スクリュー挿入のポイント・方向の大雑把な把握ができる。
- 椎間関節切除の際，下関節突起はノミで切除する。上関節突起は腹側の黄色靱帯や軟部組織をあらかじめ可及的に剥離し，ノミ，リウエル，ケリソンパンチなどを用いて切除する。できるだけL5椎弓根の上縁に近いところから切除する。残存する黄色靱帯を椎弓根から剥離し，持ち上げながら中枢に向かって丁寧に剥離して切除を進める。上位の神経根を損傷しないように注意する（図7d）。
- 可能であれば片側の椎間関節は温存する。椎間関節固定術（facet fusion）を行うことができ，骨癒合に有利である。また，再手術が必要になった場合でも，椎間関節が残っていると，きわめて有利である。

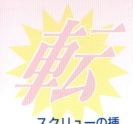

スクリューの挿入～ケージ，移植骨の挿入

## スクリューの挿入

### ◆スクリュー挿入点の決定

横突起の中点と上関節突起外側の交点，あるいは，副突起を目安にする（図8）。

図8 スクリューのエントリーポイント

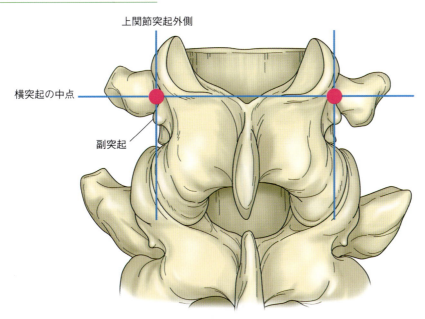

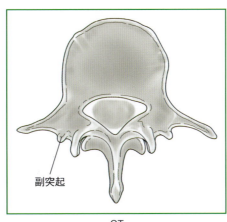

CT

図9 CT

必ずしも副突起や横突起の中点がペディクルの中心に一致するとは限らない。**b**では横突起の二等分線はペディクルの中心よりも下にある。挿入点，挿入角度，深さは症例ごと，また，椎体ごとに異なるので，事前に確認・把握しておく。

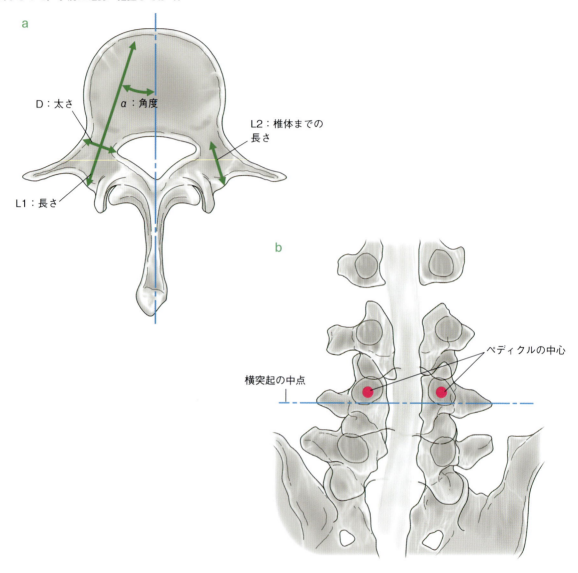

=====ピットフォール=====

- 原則は横突起の中点と上関節突起外側の交点であるが，至適なスクリュー挿入点は症例によりさまざまである。術前にCTで至適な挿入点，挿入角度，深さを確認しておく（図9）。

### ◆スタートホールを作製

サージエアトーム（あるいはオウル）でスタートホールを作製する。

### ◆プロービング

術前のCT，術前のコントロールX線像などを参考に挿入角度を想定し，プロービングを行う。また，フィーラーによる穿破の有無を確認する。

ペディクルマーカーを入れ，X線像にて位置が正しいかを確認する。

**Advice**
- プローブの頭・尾側方向への傾きは，常に助手もチェックする。
- 力任せに進めず，プローブを左右に回転させながら進める。その際，海綿骨を壊しながら進んでいる手の感触を大切にする。
- プローブが進みづらいとき
  ①画像上の骨硬化の有無を確認する。
  ②直または先曲がりのプローブを交換してトライしてみる。
  ③gear shift probing法などをトライする（図10）。
  ④エントリーポイントを再確認する。
- 椎弓根部分での内側穿破，あるいは尾側穿破は神経損傷の可能性がある。
- 他の方向への穿破よりは，頭側への穿破のほうがまだ安全である。
- 外側への穿破はまれにsegmental vesselの損傷を起こすことがある（図5参照）。

### 図10 gear shift probing

曲がりのプローブを使用し，椎体の深さ（図9aのL2）までは先を外に向け進める。その後，プローブを180°回転し，先を内側に向けて進める。

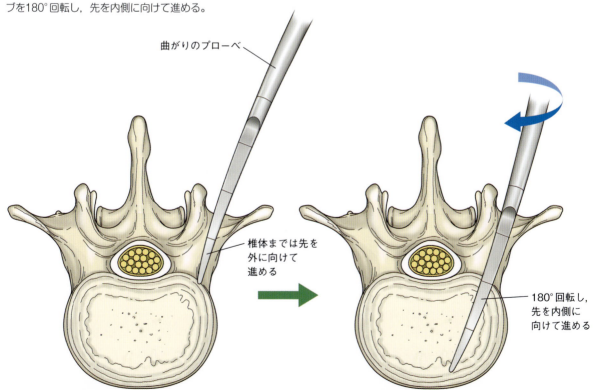

曲がりのプローベ

椎体までは先を外に向けて進める

180°回転し，先を内側に向けて進める

#### ◀ タッピングおよびスクリューの挿入

　筋肉に押されてタップやスクリューが立ちやすい。しっかりと把持し，向きが変わらないように注意しながら挿入する。頭・尾側方向への傾きは，常に助手もチェックする。
　プロービング，タッピングのたびに，フィーラーにて穿破の有無を確認する。スクリュー孔の全長および全周にわたり穿破していないことを確認し，最後に奥も穿破していないことを確認する。奥までのフィーラーの長さがスクリューの長さの参考になる。

**Advice**

● 骨粗鬆症のある患者ではアンダータップが推奨される。

=== ピットフォール ===

● 骨粗鬆症の強い患者では，タップしていない方向へも容易にスクリューが挿入されることがあり，注意が必要である。


## ケージ挿入の準備

#### ◀ 椎間板の同定

　下位椎弓根の頭側が椎間板であり，その位置はすぐに同定できる。

#### ◀ 椎間腔の郭清

　椎間板の上を走る静脈があればバイポーラで焼灼し，メスにて線維輪を切除する（硬膜や神経根の近くでは，刃先を反対方向に向け使用する）。その後，椎間板腔を郭清する。その際，椎弓スプレッダーを用いて，椎間腔を開大しておくとやりやすい。

#### ◀ 椎間腔の開大

　郭清が大雑把に終了したら，椎間板ディストラクターを挿入し，徐々に椎間腔を開大していく。通常，7mmから始めて，残存髄核を郭清しながら，1mmずつサイズアップしていく。この操作で椎間腔の開大とともに滑りの矯正が得られる。椎間の可動性が得られにくい場合は，左右交互に行っていくと，次第に可動性が得られる（**図11**）。

#### ◀ 移植母床の作製

　反対側に適正なサイズの椎間板ディストラクターを入れ，椎間腔の高さをキープする。それにより椎間腔内のワーキングスペースが確保され，内部も観察しやすい。また，椎体が安定し，軟骨終板を掻爬しやすくなる。
　ラミナスプレッダーも併用するが，ラミナスプレッダーに無理に力を加えると，除圧後は棘突起骨折や椎弓骨折を起こすことがあるので注意する。

鋭匙，リングキュレット，ラスプなどを用いて，残存する髄核と軟骨終板を処理する。反対側も同様に行う。片側進入でも可能であるが，慣れるまでは両側から行い，軟部組織，軟骨終板を除去する。骨性終板から点状出血がみられる程度がよい。

> **Advice**
> - 硬膜外静脈叢の止血は，解剖学的に椎間板高位で行うほうがよい[4]（図12a）。
> - 出血した場合，面で焼灼したほうが止血しやすい。先が曲がったハーディー用のバイポーラを使用するとよい（図12b）。
> - 鋭匙などは中央より奥のほうでは奥から手前に引くように，また手前側では手前から奥に押すように使用する。乱暴な操作は，奥では血管などの損傷，手前では硬膜や神経損傷を惹起する可能性がある（図13）。
> - 側方は椎弓根を目安に，できるだけ広く移植母床を作製する。
> - 硬膜管腹側で軟部組織が残りやすいので，左右両方から洗浄し，取り残しがないことを確認する[5]。

## 図11 椎間腔の開大

最初に7mmか8mmの椎間板ディストラクターを挿入し，90°回転させ椎間腔を開大させる。1mmずつサイズアップしながら，抵抗を確かめ適切なサイズまでサイズアップする。終板を傷めないように注意する（刃の付いたものはできるだけ使用しない）。この操作で大雑把に髄核の郭清ができ，椎間腔の開大とすべりの矯正が得られる。

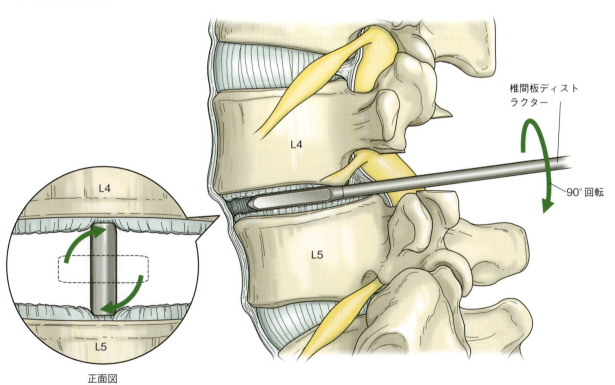

## 図12 硬膜外静脈叢とハーディー用のバイポーラ

a：硬膜外静脈叢の解剖図　　b：先が曲がったハーディー用のバイポーラ

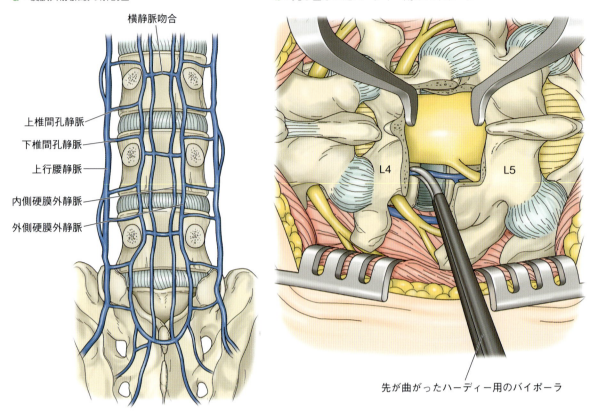

## 図13 軟骨終板の除去

鋭匙，リングキュレット，ラスプなどを用いて軟骨終板を除去する。真ん中より奥では奥から手前に，真ん中より手前では手前から奥へと道具を動かすほうが安全である。

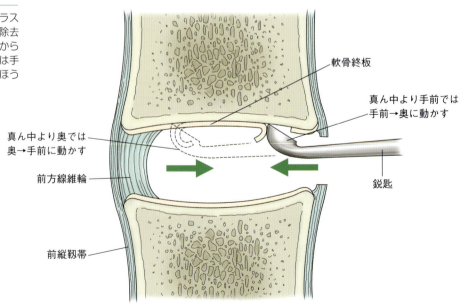

## ケージ，移植骨の挿入

　ケージのサイズは椎間板ディストラクターのサイズを参考に，無理なく挿入できるサイズを選択する（軟骨終板を処理すると，適正なサイズが若干大きくなるので，軟骨終板を処理した後に再度確認する）。

　ケージの前方にボーンミルで粉砕した骨を充填し，両側からケージを挿入する。ケージの間にも十分骨を移植する。

　ケージの挿入時には，神経根レトラクターや粘膜剥離子を用いて，硬膜管，L5神経根，L4神経根を確実に保護する。

> **Advice**
> - 大きすぎるケージは終板損傷，sinking，隣接椎間障害を生じやすい。また，前弯も獲得しづらい。迷ったときは小さめのケージを選択したほうがよい。
> - ケージ挿入部の軟部組織は，メス，ケリソンパンチなどを用いてきれいに除去しておく。移植骨やケージの挿入が容易となる。
> - 2個目のケージを挿入する際には椎間板ディストラクターなどを使用し，十分なスペースを作製してから行う。不用意に行うと，1個目のケージを奥に押し込む可能性がある。特に，片側から2個入れる場合には注意が必要である（図14）。

### ピットフォール

- ケージを打ち込む際には，下位椎体の後縁のほうがみえやすいが，上位（すべり）椎体の後縁を意識する。すべりが矯正されていないと，より深く挿入しないと上位椎体の後縁よりケージが突出することになる。また，ケージと終板との接地面積が小さくなる。

図14 ケージ，移植骨挿入後

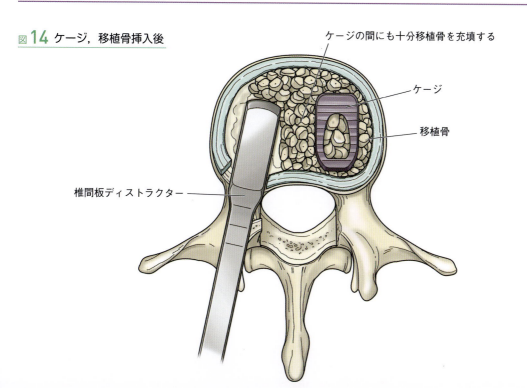

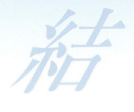

ロッドの挿入・締結～閉創

## ロッドの挿入・締結

スクリューヘッドやロッドの先端が，上位の椎間関節に干渉しないように固定し，compression forceを加え，ケージ，移植骨を終板とフィットさせる。固定に際しては，できるだけ前弯がつくようにする。

セットスクリューの最終締結時には，ロッドのワイパーモーションに注意する。

**Advice**
- ロッドの装着が困難な場合，肥厚した椎間関節が邪魔をしているか，すべりの矯正が不十分な可能性がある。
- ロッド締結時にもすべりの矯正は可能であるが，最小限にとどめることが望ましい。特に，骨粗鬆症がある症例では，スクリューやリダクションデバイスによる矯正操作がスクリューの緩みの原因となることがあるので注意する。
- セットスクリューの最終締結時には，ワイパーモーションによりスクリューの緩みや椎弓根の骨折を起こすことがある。カウンターレンチとロッドホルダーで，スクリューヘッドとロッドをしっかりと保持して締結する。

### ピットフォール
- すべりの矯正による上位の神経根の圧迫に（椎間関節切除を行っていない場合には特に）注意する。

## 閉創

十分に止血・洗浄し，閉創する。

**Advice**
- 術中は低血圧麻酔になっていることが多いと思うが，閉創時は平常血圧に一度戻してもらい，止血を確認する。
- 開創器を長時間かけたままにしないようにする。筋肉の阻血によるダメージやそれに伴う術後の違和感，疼痛の予防のため，2時間以上にならないように注意する。2時間以上になったら，適時，手術部位感染（surgical site infection；SSI）の予防も兼ねて，開創器をはずし，創部洗浄を行う。

①通常，術後2日目でドレーンを抜去する。
②ドレーン抜去後は痛みに応じて，車椅子，歩行を許可する。
③硬性装具を2カ月間使用する。
④デスクワークは本人の自信があれば許可する。
⑤スポーツ，肉体労働は術後3カ月以降(CTで骨癒合状態を確認)から許可する。

文献

1) Boden SD, Andersson GB, Fraser RD, et al. Selection of the optimal procedure to achieve lumbar spinal fusion. Introduction. 1995 Focus Issue Meeting on Fusion. Spine (Phila Pa 1976) 1995；20(24 Suppl)：166S.
2) 篠原 光, 曽雌 茂. TLIF(経椎間孔的腰椎椎体間固定術). OS NEXUS 6 脊椎固定術 これが基本テクニック. 西良浩一, ほか編. 東京：メジカルビュー社；2016. p108-17.
3) Harms J, Jeszensky D, Stoltze D, et al. True spondylolisthesis reduction and monosegmental fusion in spondylolisthesis. The Textbook of Spinal Surgery. 2nd ed, Bridwell KH, DeWald RL, editors. Philadelphia：Lippincott-Raven；1997. p1337-47.
4) Kirkaldy-Willis WH, Burton CV, editors. Managing low back pain. 3rd ed. London：Churchill Livingstone；1992. p14-9.
5) 戸川大輔. 移植母床作成(後側方, 椎体間)と各種人工骨の特徴. OS NEXUS 6 脊椎固定術 これが基本テクニック. 西良浩一, ほか編. 東京：メジカルビュー社；2016. 36-43.

# 頚椎症性脊髄症に対する片開き式椎弓形成術，後方固定術

日本大学医学部整形外科学系整形外科学分野　上井　浩

## 適応病態

①画像所見で2椎間以上の圧迫性病変を認め，脊髄症状を呈する症例。

②1椎間の病変であっても，発育性脊柱管狭窄を認める症例。

＊硬い後弯症例では後方除圧による効果が期待できないため，前後合併手術を考慮する。

## 術前シミュレーション

**起**

| 術前準備 | ●圧迫病変の広がりの把握<br>●除圧範囲の決定<br>●固定の有無の決定 |

| 手術体位 | ●頚椎前弯の減少 |

| 皮切 | ●C2棘突起からC7棘突起上まで |

| 棘突起および椎弓の展開 | ●正中からの進入<br>●C2棘突起に付着している後頚筋の可及的な温存<br>●固定症例では椎間関節を全露出<br>●C2/3，C6/7棘間靱帯の切離 |

**承**

| インストゥルメンテーションの設置 | ●蝶番側に外側塊スクリューを設置<br>●椎間関節をdécortication<br>●ロッドを連結し固定 |

| 骨溝作製 | ●除圧幅は術前のMRIで確認<br>●あまり外側すぎずに掘削 |

**転**

| 除圧操作 | ●蝶番側を骨折させないように開大<br>●硬膜と周囲組織の癒着を剥離 |

**結**

| 開大椎弓の固定・保持 | ●開大した椎弓をオープンドアプレート固定 |

| 除圧の確認 | ●エコーで除圧の確認 |

| 創閉鎖 | ●持続吸引ドレーンの設置 |

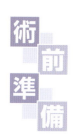

**術前準備**

①術前X線像で椎間不安定性を確認する。不安定性のある場合は後方固定も追加する。
②術前MRI矢状断像でK-lineを確認する。K-line(−)であれば前後合併手術を考慮する[1]。
③術前MRI横断像で後方除圧に必要な除圧幅を計測しておく。
④3D-CTで外側塊の変性の程度, C3, C6およびC7の棘突起の形状を確認する。

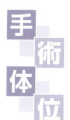

**手術体位**

①MAYFIELD®型頭蓋3点固定器を患者の頭部に装着する(図1)。
②腹圧を減らし, 胸腹部を安定させるために4点支持器(Hall frame)を設置する。
③患者を腹臥位にする。
④頭部は軽度屈曲位とし, 胸椎後弯の頂椎と後頭骨隆起が同じ程度の高さになるように, 頭部の高さとアライメントを調節して固定する。
⑤上肢は四角布で体幹と固定し, 股関節と膝関節は軽度屈曲位とする。
⑥手術台を軽度傾けて, 頭部挙上位とする。
⑦肩甲部を尾側に牽引してテープ固定を行い, 後頸部の緩んだ皮膚を緊張させる。

> **Advice　肩甲部の牽引**
> ● 左右の肩に15cm幅のフィルムドレッシングテープ(パーミロール®, ニトムズ社)を接着して, たすきがけのように殿部まで固定する。表面のカバーフィルムを剥がすと固定力がなくなるので, 取ってはいけない。

図1 手術体位

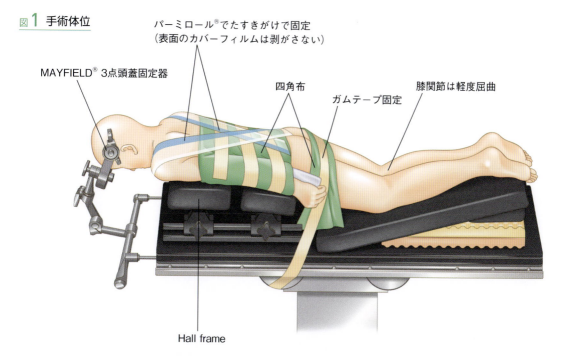

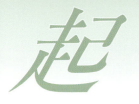

皮切〜
　棘突起および
　椎弓の展開

## 皮切

皮切はC2棘突起からC7棘突起上までとする(図2)。

> **Advice** **C2棘突起が皮膚直上から触れにくい症例**
> - C7棘突起から頭側に8cm程度の切開を加える。
> - 皮切の長さが足りない場合は順次延長すればよい。
> - 慣れないうちは長めの皮切がよい。

図2 皮切

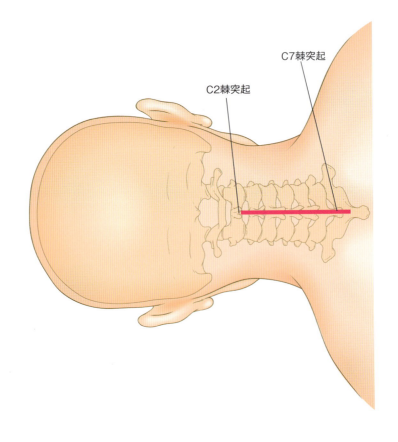

## 棘突起および椎弓の展開

### ◀ 浅層の展開

項筋群を正中で両側に縦割し，棘突起まで展開する（図3）。

**Advice** 項筋群の展開時の注意点
- 正中を意識しながら，項靱帯内を電気メスで切開する。
- 示指で棘突起を触れながら，ゲルピー開創器を左右均等に頻回にかけ直して進入することで，正中から逸れずに展開できる。
- 項靱帯の同定が難しい症例では，C7棘突起を触知して展開すると，正中が見分けやすい。

図3 浅層の展開

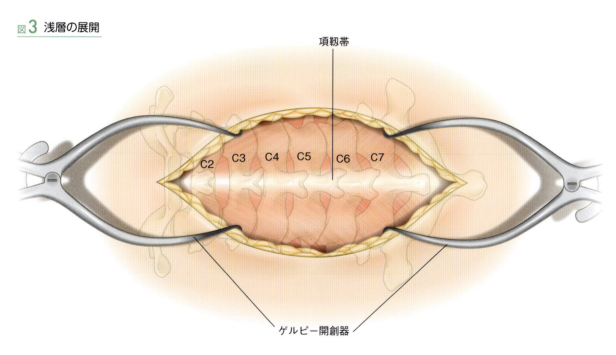

### ◀ 深層の展開

棘突起および椎弓を展開し，頭側はC3椎弓，尾側はC7椎弓を露出させる。外側は椎間関節の内側1/2程度まで露出させる。固定椎間では椎間関節を全露出する(図4)。

> **Advice** 深層の展開時の注意点
> - 棘突起から骨膜下に頚半棘筋を剥離する意識で展開すると，ほとんど出血はみられない。
> - 頚椎屈曲位で椎弓間が開大しているため，脊柱管内に切れ込まないように展開する。
> - 筋層に切れ込んで出血させないように，正中寄りに展開する。
> - C2棘突起に付着する頚半棘筋は可及的に温存する。
> - 小皮切での展開であるため，開創器は深めと浅めのゲルピー開創器を用いることで，良好な視野が得られる。
> - 高位の誤認をしないように，C3，C6およびC7の棘突起の形状を術前3D-CTで十分に確認しておく。自信がなければ術中X線撮影を行う。

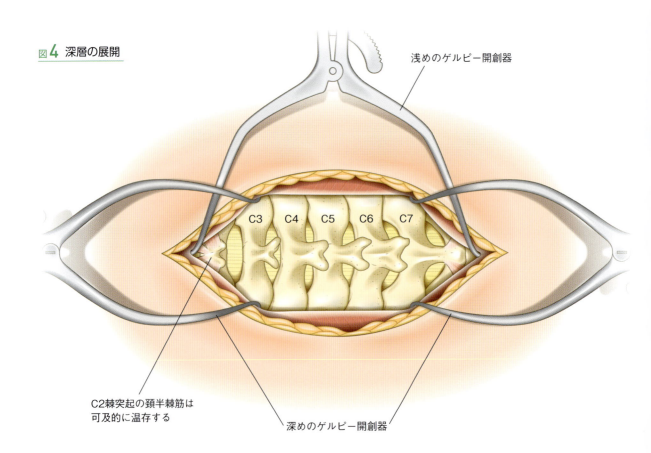

図4 深層の展開

浅めのゲルピー開創器

C2棘突起の頚半棘筋は可及的に温存する

深めのゲルピー開創器

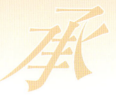

## インストゥルメンテーションの設置（Magerl法）[2]

**インストゥルメンテーションの設置～骨溝作製**

◀ 椎間関節のオリエンテーションの確認

　頭・尾側方向のスクリュー挿入の角度を確認するために，椎間関節に神経剥離子を挿入する。

◀ スクリューホールの作製

　外側塊の中央から頭・尾側では椎間関節に平行に，内・外側では25°程度外側に向けて，2mm径のダイヤモンドバーで掘削する（図5a）。

◀ スクリュー挿入

　ハンドドリルで2mmの深さで少しずつ掘削し，デプスゲージを用いて対側骨皮質を貫いたかを確認し，スクリュー長を測定する。タップを切って可能な限りbi-corticalでスクリューを固定する。

◀ ロッドの設置

　椎間関節をダイヤモンドバーでdécorticationを行い，アライメントに合わせてロッド固定を行う（図5b）。

> **Advice　外側塊スクリュー固定の注意点**
> - 原則的にはフリーハンドでスクリューの挿入は可能であるが，慣れないうちは側面透視で確認してもよい。
> - スクリューはオープンドアプレート固定の邪魔にならないように蝶番側に設置する。
> - スクリューは可能な限り対側を貫く。著者は14mm長のスクリューを頻用しているが，対側を貫くことによる合併症の発生はこれまでない。
> - アライメントを矯正すると，術後の医原性椎間孔狭窄をきたす危険があるため，体位で調節した状態で*in situ*固定を行う。
> - 固定後の骨溝の作製の邪魔にならないように，スクリューヘッドは外側に傾けてロッド締結を行う。

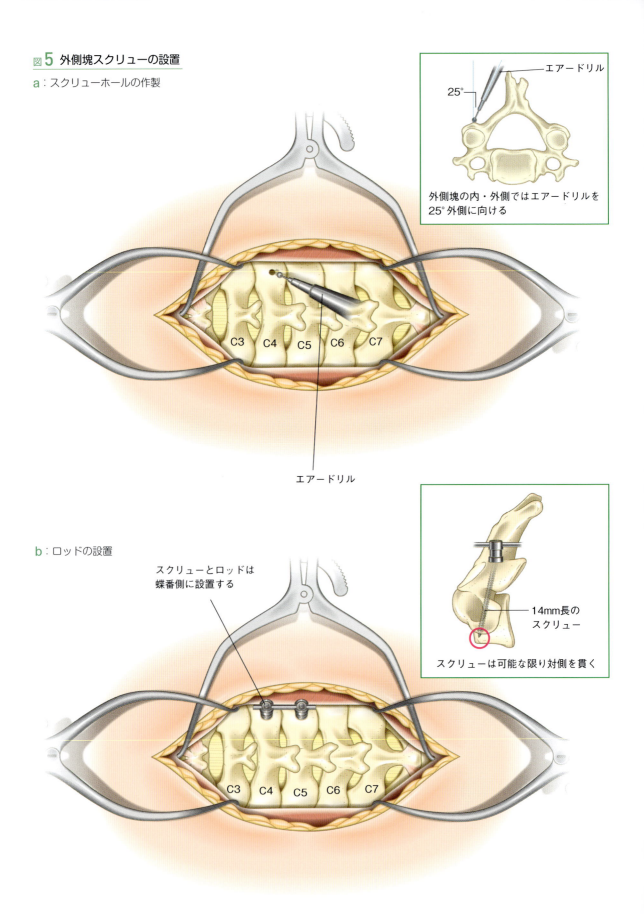

図5 外側塊スクリューの設置
a：スクリューホールの作製
b：ロッドの設置

# 骨溝作製

原則的にはC3からC6の椎弓開大，C7椎弓の頭側半分の椎弓切除を行う。

## ◀C2/3，C6/7棘間靱帯の切除

椎弓開大が容易になるように，C2/3，C6/7棘間靱帯をヘルニア鉗子で切除する。

## ◀C6棘突起の先端の切除

椎弓開大時に棘突起が側方の筋群に圧迫されて，開大が不十分にならないように，C5棘突起と同じ高さ程度まで切除を行う。

## ◀C7椎弓の頭側をリウエルで切除

掘削量を減らして手術時間を短縮するために，C7椎弓の頭側を可能な範囲でリウエルにて切除する。

## ◀開大側の骨溝の作製

術者が右利きであれば，左側を開大側とする。骨溝の幅はノギスで正確に計測して（図6a）から，4mm径スチールバーで掘削を始める（図6b）。腹側の骨皮質が確認できたら，4mm径ダイヤモンドバーに変更する。腹側の骨皮質の掘削の際には，神経剥離子で骨性の部位が残存していないかどうかを頻回に確認する。C7椎弓の頭側半分に対しても同様の操作でドーム状の椎弓切除を行う。

## ◀蝶番側の骨溝の作製

計測幅に忠実に4mm径スチールバーで掘削をする。ある程度掘削したところで4mm径ダイヤモンドバーに変更する。指で棘突起を蝶番側に押して，開大椎弓のしなりや抵抗を確認する。緩いばね様の抵抗が感じられる程度で終了とする。

---

**Advice**

**骨溝作製の注意点**

- 除圧幅は術前のMRIで脊髄の幅を確認してから決める。あまり外側を掘削すると，硬膜外静脈叢からの出血をきたす。著者は18mm幅で掘削することが多い。
- 骨溝の幅は電気メスの凝固を使用して，骨表面を焦がして目印にする。
- 骨溝の掘削時には，椎弓を脊柱管に対して内側方向ではなく，内・外側の中間方向に掘削する（図6b）。掘削状況を直視下に確認することが容易になる。
- 掘削はバーを押し付けるのではなく，ゆっくりと頭・尾側に動かすことが大事である（図6c）。腹側の骨皮質が完全に削れたときは，瞬間的に抵抗感がなくなることがわかる。そこで掘削は終了である。
- C7椎弓頭側のドーム状椎弓切除の際に，C6棘突起で視野が妨げられているときは，C6棘突起の尾側の一部を切除する。
- 掘削時に出血が多いようであれば，骨ろうを適宜骨溝に塗り込むと出血が抑えられる。
- 椎弓の開大時に椎弓を骨折させないように，蝶番側の掘削は慎重に少しずつ行う。

### 図6 骨溝作製

a：骨溝の幅の計測

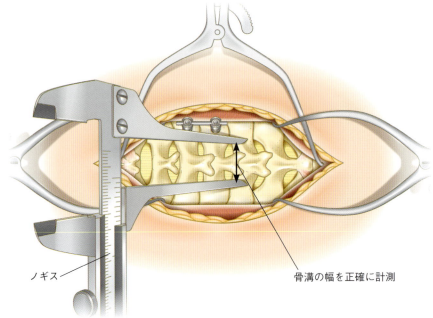

b：横断面での骨溝作製の位置と方向

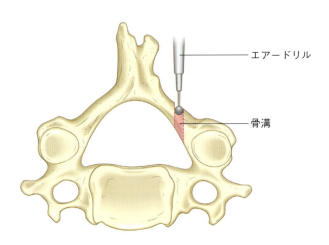

c：開大側と蝶番側の骨溝作製

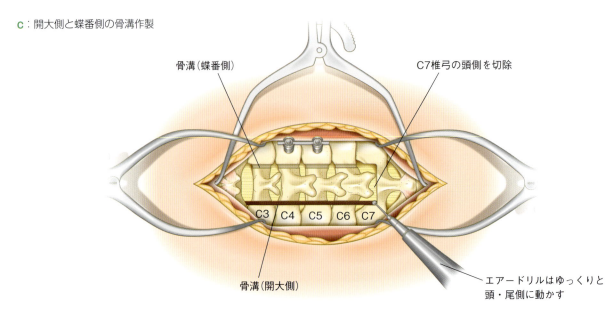

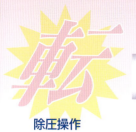

## 除圧操作

棘突起に術者の両母指をかけて，蝶番側に倒す．蝶番側を骨折させないようにゆっくりと開大する．ある程度開大したら，神経剥離子で黄色靱帯と硬膜の剥離を行う．黄色靱帯は1mm幅ケリソン鉗子を挿入して，切離を行う．尾側から順次行い，椎弓を開大させながら行う．椎弓の腹側と硬膜の周囲組織との癒着は，神経剥離子で丁寧に切離する．

> **Advice　椎弓の開大時の注意点**
> - 椎弓の骨折を起こさないようにするには，4椎弓を一塊にゆっくりと開大する．1椎弓のみを過大に力を入れて押さないようにする．
> - 椎弓の下に大きめのケリソン鉗子を挿入して開大操作を行う術者もいるが，著者は両母指で行っている（図7）．開大時の抵抗感はよりダイレクトに感じることが可能となる．
> - C3椎弓は開大が難しい症例がある．C2椎弓下縁まで骨溝を5mm程度延長することや，C3椎弓の左頭側まで掘削することで，開大が容易になる．
> - 黄色靱帯を切離する際には，硬膜表面の血管や硬膜外静脈叢を不用意に傷付けないように，靱帯のみを切離する．
> - 椎弓に癒着した硬膜が開大時に引っぱられないように，神経剥離子で丁寧に剥離を行う．
> - 開大操作後に硬膜外静脈叢や骨溝からの出血を認めることがある．骨溝には骨ろうを塗布し，硬膜表面にはインテグラン®（日本臓器製薬）かサージセルニューニット®（Ethicon社）を置くことで大抵は止血可能である．

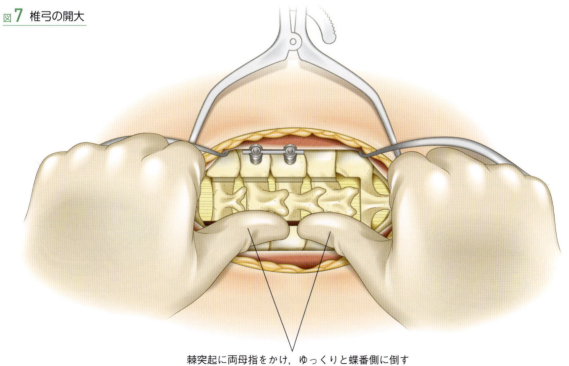

図7 椎弓の開大

棘突起に両母指をかけ，ゆっくりと蝶番側に倒す

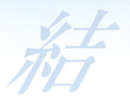

## 開大椎弓の固定・保持

開大椎弓の固定・
保持〜
　創閉鎖

開大椎弓の固定には，固定用の糸を棘間靱帯と蝶番側関節包にかけて固定する原法や，スーチャーアンカーを蝶番側の外側塊に挿入して固定用の糸を棘間靱帯にかけて固定する方法，開大側にハイドロキシアパタイト(HA)スペーサーを用いる方法が一般的である。
　著者は椎弓の再閉鎖を予防するためにオープンドアプレート(CENTERPIECE™ PLATE FIXATION SYSTEM，メドトロニックソファモアダネック社)固定を行っている（図8a）。椎弓の厚みと開大幅を専用のゲージで測定して，適応するプレートサイズを決定する。椎弓ごとにサイズに合ったプレートを選択し，開大椎弓と外側塊にあてがって，螺子固定を行う（図8b）。

図8 開大椎弓の固定・保持
a：横断像でのオープンドアプレートの設置

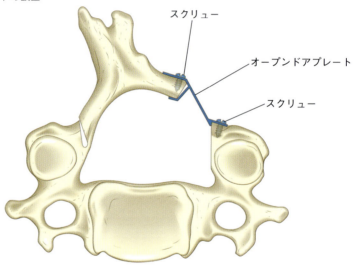

b：C3-6のオープンドアプレート固定

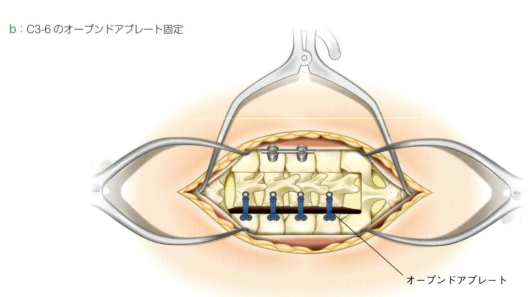

> **Advice** 開大椎弓の固定時の注意点
> - プレートを開大椎弓と外側塊にあてがった状態を術者が左手で把持し，スクリューホールは2mm径ダイヤモンドバーで掘削する（図8c）．助手に把持させると術野でのワーキングスペースが減り，操作がしにくくなる．

## 除圧の確認

エコープローブを開大した硬膜表面にあてがい，除圧ができたかを確認する（図9）．

図8 開大椎弓の固定・保持（つづき）
c：オープンドアプレート設置のコツ

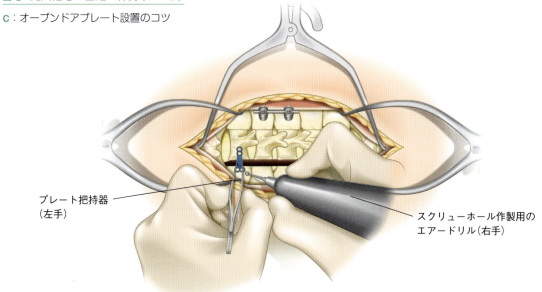

プレート把持器（左手）
スクリューホール作製用のエアードリル（右手）

図9 エコーでの除圧確認

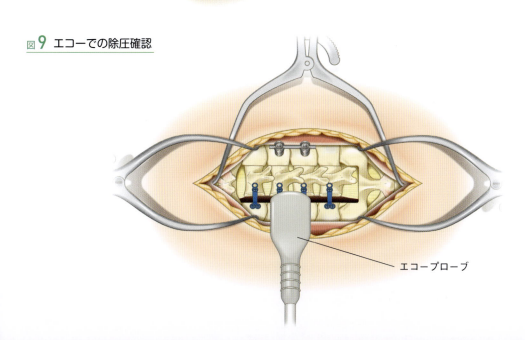

エコープローブ

## 創閉鎖

生理食塩水で創内を洗浄し，スクリューロッド固定を行った椎間に局所骨の移植を行う。持続吸引ドレーンを設置して縫合する。

> **Advice** 創閉鎖時の注意点
> - 術後の硬膜外血腫の予防のため，ドレーンの効きを確認してから閉創する。
> - 後頸部は術後のドレッシング材が剥がれて不潔になりやすい。最近では剥がれても問題が生じないように，皮膚表面にはダーマボンド プリネオ®(Ethicon社)を塗布している。

### ワンポイント アドバイス

- 本手術をやりやすくする鍵は体位にある。適切な体位を設定することで良好な視野と操作性が得られる。
- あまり出血が多くない手術である。予期しない出血が続く場合は，患者の血圧や腹圧が抜けているかを確認したほうがよい。

### 後療法

①術当日はベッド上安静とし，術後1日目には歩行を許可する。
②ドレーンは術後2日目には抜去する。
③頸椎装具は原則的には使用しない。創部痛の訴えが強い患者にのみソフトカラーの装着を指導する。

---

参考文献

1) Fujiyoshi T, Yamazaki M, Kawabe J et al. A new concept for making decisions regarding the surgical approach for cervical ossification of the posterior longitudinal ligament：The K-line. Spine(Phila Pa 1976) 2008；33：E990-3.

2) Jeanneret B, Magerl F, Ward EH, et al. Posterior stabilization of the cervical spine with hook plates. Spine(Phila Pa 1976) 1991；16(3 Suppl)：S56-63.

# 頚椎症性脊髄症に対する棘突起縦割式椎弓形成術（T-saw laminoplasty）

鳥取大学医学部感覚運動医学講座運動器医学分野　**永島英樹**

## 適応病態

①手指巧緻運動障害や歩行障害を認める症例。

②脊柱管狭窄が2〜3椎間以上に及ぶ症例。

③頚椎が軽度後弯から前弯を呈する症例。

## 術前シミュレーション

**術前準備**
- 症状と身体所見から脊髄症の確定診断
- 身体所見と画像所見から責任高位の確認
- 脊柱管狭窄の高位とアライメントの確認

**手術体位**
- 腹圧が軽減されているか確認
- 頚椎前屈位で固定

**起**

**皮切**
- C2とC7の棘突起を結んだ正中切開

**展開**
- 除圧範囲の展開

**承**

**T-sawの挿入**
- 硬膜外腔にT-sawを挿入

**棘突起縦割**
- 棘突起を正中で縦割

**転**

**側溝（ガーター）の作製**
- サージカルバーで側溝を掘削

**椎弓の拡大**
- 骨折を起こさないように椎弓を拡大

**結**

**棘突起スペーサーの設置**
- 固定性の確認

**閉創**

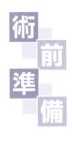

①しびれの領域，感覚・運動障害，深部反射から高位診断を行って，画像所見と矛盾がないか確認する。
②MRIで脊柱管狭窄の高位を確認し，頸椎前屈位側面X線像でアライメントを確認する。
③頸椎側面X線像やCTで，棘突起の長い頸椎（C7のみか，C6も長いのかなど）を確認する。

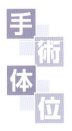

①麻酔導入後にMAYFIELD® Skull Clamp（Integra社）を用いて頭部を固定する（図1）。
②頸椎と体幹をone-pieceとしてゆっくり腹臥位とし，頸椎が中間位となるようにMAYFIELD® FrameにMAYFIELD® Skull Clampを固定する。
③体幹は4点フレームに乗せて，腹圧が抜けていることを確認する。
④MAYFIELD® Skull Clampのロッキングノブを緩めて頸椎を前屈位にして固定する。
⑤頸椎が水平になるように手術台を調整する。

図1 術前セッティング

手首に抑制帯を付け，反対側の抑制帯を殿部のところで結んで固定する。

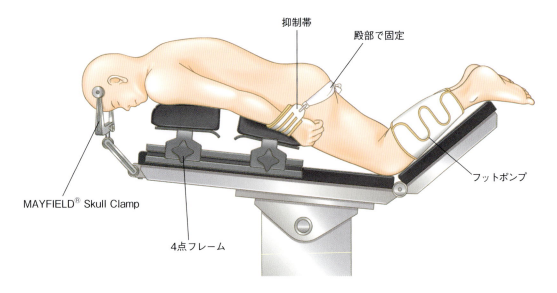

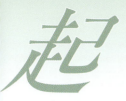

## 皮切

皮切〜展開

最も頻度の高いC3からC6の椎弓形成術を例として解説する。

術前に確認した棘突起の長い頚椎（C7またはC6）を触れて，それをメルクマールにC2とC7の棘突起を結んだ正中切開を加える（図2）。

> **Advice** C2棘突起が触れにくい場合
> ● C2棘突起が触れにくい場合は，posterior hairlineよりやや尾側から切開すれば，適切な皮切になることが多い。

図2 皮切

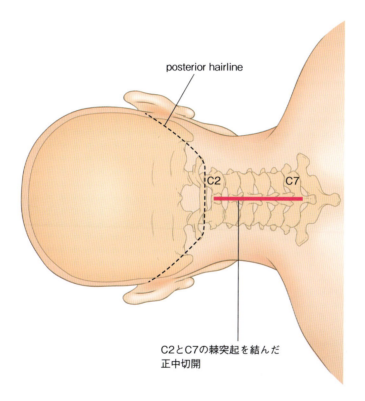

C2とC7の棘突起を結んだ正中切開

## 展開

　C3からC6の棘突起先端を電気メスで露出してから，棘突起から椎弓をCobb剥離子で剥離する．棘突起間は電気メスかメッツェンバウム剪刀で切離し，ガーゼを詰めて圧迫止血する．外側は外側塊の正中（最も高いところ）まで露出すればよい（図3）．

　C2棘突起に付着している筋は温存するが，外側ではC2の下関節突起がみえるところまで剥離する．C7棘突起に付着している項靱帯は温存する．

> **Advice** 出血を軽減するためのポイント
> ● 正中からはずれると出血するので，正中の筋間から棘突起に進入する．
> ● 通常C3からC6の棘突起は小さくて触れにくいので，C2とC7の棘突起を触れながら正中を見極める．
> ● 項靱帯を正中切開してから，ゲルピー開創器で項靱帯を左右に分けるように開創し，深部に進みながら順次開創器をかけ直していくとよい．
> ● 項靱帯骨化があれば，それを切除してゲルピー開創器をかけると容易に正中がわかる．
> ● 頸椎の棘突起は後方からみて腰椎よりも尾側に垂れ下がっているので，それをイメージして頭側・外側へCobb剥離子を骨に接して進めていく．

図3 展開

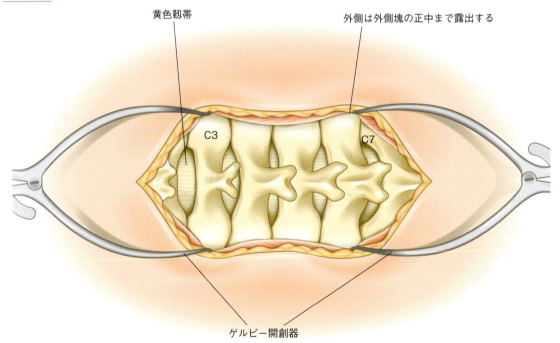

黄色靱帯　　　　外側は外側塊の正中まで露出する

ゲルピー開創器

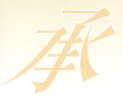

## T-sawの挿入

**T-sawの挿入〜棘突起縦割**

　C2/3とC6/7間で椎弓と黄色靱帯を切除して硬膜外腔に入る。T-sawのガイドチューブをC2/3からC6/7の硬膜外腔に挿入し，それを通してT-sawを設置する（図4）。

> **Advice**　硬膜外腔進入のコツ
> - C6/7では，C6棘突起を一部切除して短くしてからC7の棘突起の基部を剥離すれば，C7項靱帯を温存したまま操作ができる。
> - C6棘突起を布鉗子などで頭側へ引っぱると，椎弓間が広がるので操作がしやすくなる。
> - ケリソンパンチを尾側椎弓（C6/7であればC7）の正中に入れて尾側へ椎弓切除を進めると，硬膜外腔に容易に入ることができる。

図4　T-sawの棘突起下（硬膜外腔）への設置

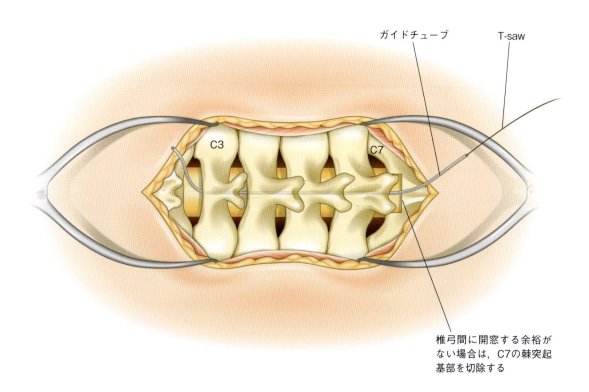

ガイドチューブ　T-saw

C3　C7

椎弓間に開窓する余裕がない場合は，C7の棘突起基部を切除する

頚椎症性脊髄症に対する棘突起縦割式椎弓形成術（T-saw laminoplasty）

## 棘突起縦割

　T-sawを用いて，C3からC6の棘突起を正中で縦割する（図5）[1]。このとき，T-sawは棘突起を1つずつ縦割していくので，その都度T-sawが正中にあることを確認しながら進めていく。

> **Advice** **T-sawを設置するときの注意**
> - 術前の頚椎前屈位X線側面像で，棘突起の前面を結ぶ線が前方凸の弧になっていることを確認する（図6a）。
> - もし後方凸になっている場合は，T-sawが弦となって棘突起を縦割することになるので，硬膜損傷や脊髄損傷の危険性がある（図6b）[2]。この場合は，一気に縦割するのではなく，分けて縦割するようにする（図6c）。
> - 頚椎前屈位で体位をとっているので，頚椎前屈位X線側面像で確認しなければならない。術前に体位をとってから透視で確認してもよい。

図5 T-sawによる棘突起縦割

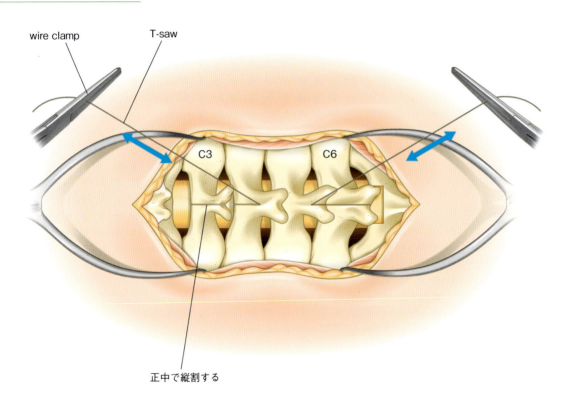

正中で縦割する

図 6 T-saw設置の注意点

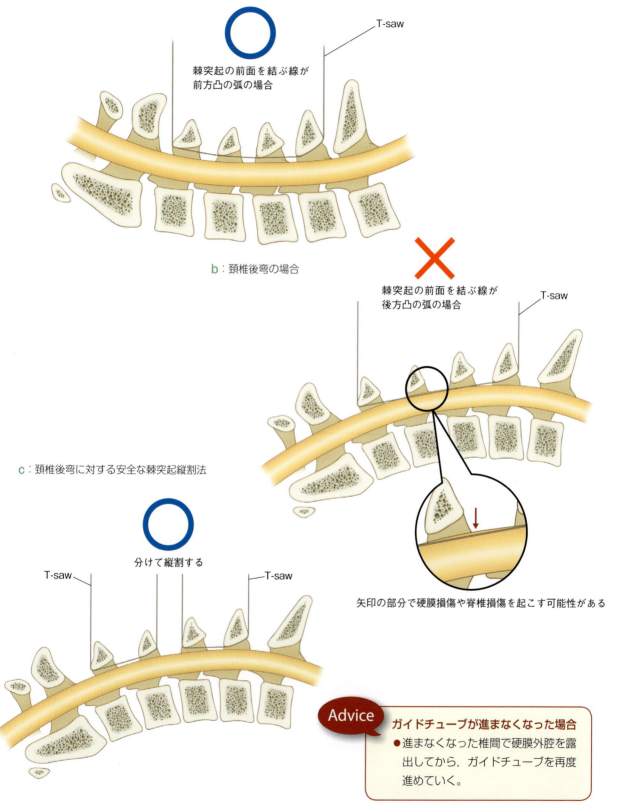

a：頚椎前弯の場合
棘突起の前面を結ぶ線が前方凸の弧の場合
b：頚椎後弯の場合
棘突起の前面を結ぶ線が後方凸の弧の場合
矢印の部分で硬膜損傷や脊椎損傷を起こす可能性がある
c：頚椎後弯に対する安全な棘突起縦割法
分けて縦割する

**Advice** ガイドチューブが進まなくなった場合
● 進まなくなった椎間で硬膜外腔を露出してから，ガイドチューブを再度進めていく。

頚椎症性脊髄症に対する棘突起縦割式椎弓形成術（T-saw laminoplasty）

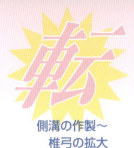

側溝の作製〜
椎弓の拡大

## 側溝の作製

外側塊の内縁（後ろからみて一番深いところ）が側溝（ガーター）を作製するところである（図7a）[3]。サージカルバーには操作中に生理食塩水をかける。これは摩擦熱を冷却することと，骨粉を洗い流すことが目的である。ペンフィールド剥離子を縦割した棘突起に浅く入れて，椎弓の可動性を確認しながら掘削を進めていく（図7b）。

図7 側溝の作製
a：横断面

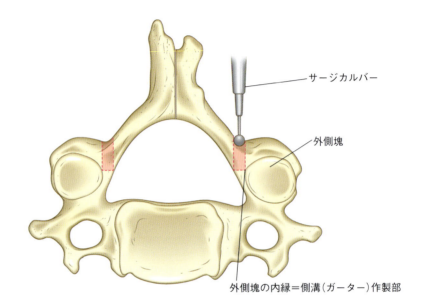

b：後方からみた図

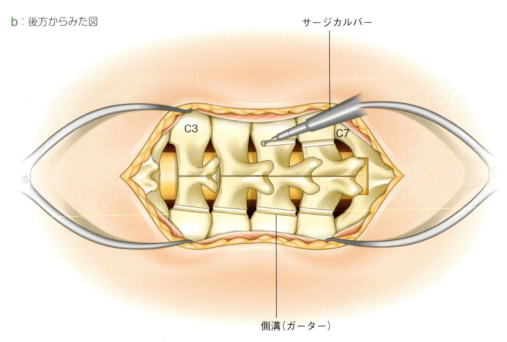

> **Advice** サージカルバーのサイズ
> - 慣れないうちは，大きめの球形のバー（5mm径）を使用することを勧める．これは溝のなかが見やすいことと，少々押しても一気に進まないことが理由である．また，球形のバーが溝のなかに埋まれば，溝が5mmの深さまで掘削されたことになり，そこからバーの外側の刃を椎弓の内側に当てて削れば，適切な側溝が作製できる．
> - 慣れてくれば3〜4mm径のバーでもかまわない．スチールバーで海綿骨を削って，内側の皮質をダイヤモンドバーで削ってもよいが，著者は粗めのダイヤモンドバーのみで掘削している．

## 椎弓の拡大

棘突起スプレッダーで可動性の得られた椎弓を広げていく（図8）．

> **Advice** 椎弓がなかなか動かない場合
> - 適切な溝を掘削しても椎弓がなかなか動かない場合は，上関節突起の掘削が不十分であることが多いので，椎間関節を意識して削っていく．

図8 椎弓の拡大

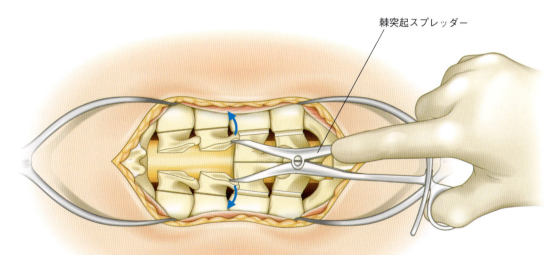

## 棘突起スペーサーの設置

棘突起スペーサーの設置〜閉創

棘突起の切断面の一番深いところから5mmくらい浅いところに2mm径のダイヤモンドバーなどで孔をあけて,糸を通して棘突起スペーサーを固定する。

著者は,持続吸引ドレーンを硬膜外腔に設置してから,棘突起スペーサーを設置している。固定するために使用した糸を切らずに残しておいて,筋を棘突起に縫着するように閉創している(図9)。

図9 棘突起スペーサーの設置
脊髄とスペーサーの間にドレーンチューブを挿入する。C3〜C6すべてに対して,スペーサーに糸をクロスして締結し,糸は残してモスキート鉗子で把持する。

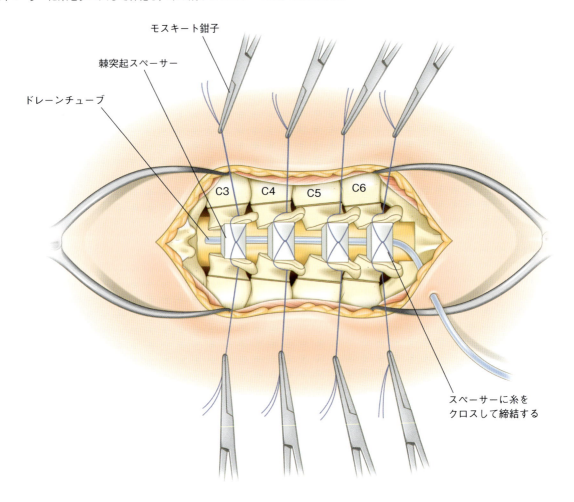

## 閉創

十分に洗浄してから，MAYFIELD® Skull Clampのロッキングノブを緩めて，頚椎を後屈位にして再固定する．この位置で棘突起スペーサーの固定に用いた糸で筋を棘突起に縫着する．スペーサーを設置しても固定性が劣る椎弓では，その糸を使用しない．項靱帯，皮下組織，皮膚を順次縫合する．

①頚椎カラーは不要であるという報告もあるが，著者は頚椎カラーを2週間装着している．
②術翌日から歩行を許可するが，術当日でも希望があれば座位や自力での体位変換を許可している．

文献

1) Tomita K, Kawahara N, Toribatake Y, et al. Expansive midline T-saw laminoplasty (modified spinous process-splitting) for the management of cervical myelopathy. Spine (Phila Pa 1976) 1998 ; 23 : 32-7.
2) 伊藤淳二，原田征行，植山和正，ほか．棘突起縦割法頚椎脊柱管拡大術における手術手技について．脊髄外科 1996 ; 10 : 93-7.
3) 黒川高秀，津山直一，田中弘美，ほか．棘突起縦割法頚椎脊柱管拡大術．別冊整形外科 1982 ; 2 : 234-40.

# 頚椎症性神経根症，脊髄症に対する前方除圧固定術

東京医科歯科大学大学院医歯学総合研究科整形外科学　吉井俊貴，大川　淳

## 適応病態

① 頚椎症性神経根症
② 頚椎症性脊髄症
③ 頚椎後縦靱帯骨化症（ossification of posterior longitudinal ligament；OPLL）
④ 頚椎症性筋萎縮症
⑤ 頚椎後弯症

## 術前シミュレーション

**起**

- 術前準備：画像にて，除圧範囲，除圧幅，移植骨，インプラントのサイズなどを計測しておく
- 手術体位：仰臥位，下顎を挙上，必要に応じて軽度右に回旋
- 皮切：2椎間までは横皮切で対応，3椎間以上では斜皮切，広頚筋を皮切の方向に切離
- 椎体までの展開：胸鎖乳突筋と肩甲舌骨筋の間を鈍的に展開
- 椎体，椎間板の展開：頚長筋を鉤椎関節基部まで鋭的，鈍的に展開

**承**

- 椎間板切除：ピンレトラクターにて椎間を軽度開大させ，鋭匙，鉗子で椎間板を摘出
- 椎間孔の除圧：サージエアトームで椎体間〜椎体後縁を削開，必要に応じてヘルニア摘出，椎間孔除圧を行う

**転**

- 骨移植：上下終板をトリミングし，自家腸骨，ケージ，人工骨などを椎体間に移植

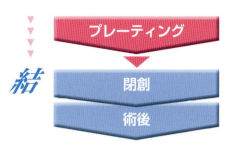

| | プレーティング | ● 前方の骨棘などを切除し，適切なサイズのプレートを正中に設置する |
|---|---|---|
| 結 | 閉創 | ● 閉鎖式陰圧ドレーンを留置，各層縫合する |
| | 術後 | ● 上気道閉塞に留意して，術後管理を行う |

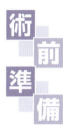

① 術前のX線，MRI，CT（CTミエログラフィー）画像にて，除圧範囲，除圧幅，移植骨のサイズ，プレート，スクリューのサイズを計測しておく。CTのMPR画像，3D画像なども手術のプランニングに有用である。X線像やCTで舌骨や甲状軟骨の高位を確認しておくとアプローチの際に役立つ。

② 頚椎伸展テスト：頚椎伸展にて症状の増悪がないかを確認する。もし四肢しびれの増悪などあるようなら，挿管時や術中の頚椎過伸展は控え，頚椎の姿位に細心の注意を払う必要がある。必要であればファイバー挿管を行う。

③ 椎骨動脈走行：横突孔の位置やMRAなどから椎骨動脈の走行異常に注意する。

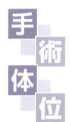

① 仰臥位で頭部に円座，項部にロール枕で安定させ，下顎を軽度挙上させる（図1）。

② 左アプローチの場合，C3/4へのアプローチのときなど必要に応じて軽度右に回旋させる（頚椎を過度に伸展，下顎を過度に回旋させないようにする）。著者らは頭部をテープなどで手術台に固定している。

③ 腸骨から採骨する場合は，左殿部にクッションを置き，軽度挙上する。

> **Advice** **術者の立ち位置**
> ● 展開は左進入の場合，患者の左に立ったほうがやりやすい。一方で，椎体終板は前下方から後上方に傾いているので，除圧操作は右利きの術者は右に立ったほうがやりやすいことが多い。好みにもよるが，著者は通常，展開の際は患者の左に立ち，除圧操作は右に立って行っている。

図1 手術体位

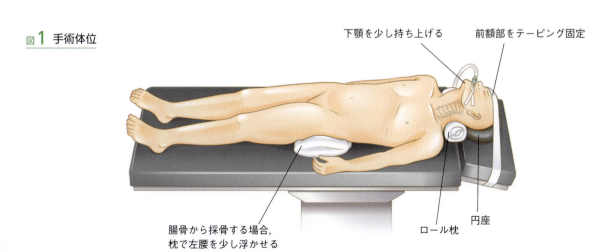

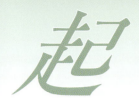

皮切～
　椎体，椎間
　板の展開

## 皮切

　原則，2椎間固定までは皮膚皺に合わせた横皮切，3椎間以上は胸鎖乳突筋前縁の斜皮切としている。舌骨をC3，甲状軟骨をC4/5，輪状軟骨C6を高位の目安（図2）とし[1]，手術椎間に大きな骨棘などがある場合，直接皮膚の上から触れてアプローチの目安とする。

**Advice**
● 椎体高位の目安には個人差があり，頚椎の伸展でも位置が変わるので注意する。

図2 皮切

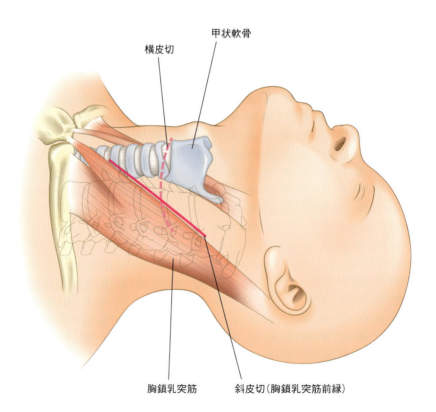

横皮切　甲状軟骨

胸鎖乳突筋　斜皮切（胸鎖乳突筋前縁）

## 椎体までの展開

広頚筋を皮切の方向に切離，胸鎖乳突筋前縁で浅頚筋膜を切離し，前頚静脈の外側，胸鎖乳突筋の内縁を腹側に剥離する。胸鎖乳突筋内縁を頭側から尾側に展開すると，舌骨から斜めに下行してくる肩甲舌骨筋との交点がありメルクマールとなる(図3)。

胸鎖乳突筋と肩甲舌骨筋を筋鉤などで内・外側に引きながら中頚筋膜を切離し，鈍的に腹側内側に展開していく(図4)。通常，術者と助手で4本の筋鉤を使い，頚動脈鞘を外側に，食道を内側によけ椎前葉に至る。

椎前葉は疎な結合組織で，これを粘膜剥離子などで剥離して椎体前面に至る。通常椎間板が少し膨隆し椎体中央がへこんでいるので，手術椎間と思われる椎間板にマーキングをする。23Gカテラン針の先端を1cmのところで曲げ椎間板に留置し，透視やX線像で確認する。

高位を確認した後に，必要であれば浅い層に戻り，術野のスペースを確保するために展開を広げる。通常1～2椎間の手術であれば，横走する血管や神経を温存できる場合も多いが，C3/4へのアプローチの際は上甲状腺動脈が邪魔になることがあり，必要に応じて結紮のうえ切離する。

舌骨の遠位に入っていく上喉頭神経内枝の損傷は嚥下障害の原因となり，また外枝の損傷は術後に高音を出しにくくなることがあり，注意が必要である(図5)。

C6/7，C7/T1へのアプローチでは肩甲舌骨筋や下甲状腺動脈が術野の妨げになることもあり，必要に応じて切離する。

**Advice**
- 肩甲舌骨筋との交点はC5/6付近であることが多い(図3矢印)。

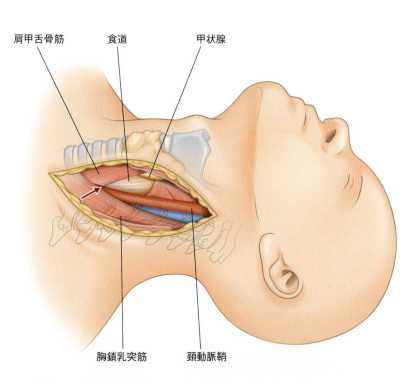

図3 椎体前面の展開
矢印は胸鎖乳突筋と肩甲舌骨筋の交点。

図4 椎体までの展開

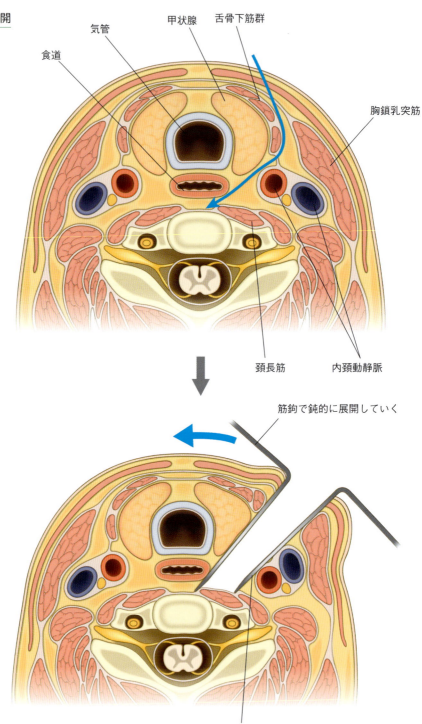

Advice
● 椎前葉に至る際，念のため内頚動脈を触知して確認し，左側の筋鉤を頚動脈鞘の内側にもっていく（図4）。

図5 頸部の主要な動脈と神経

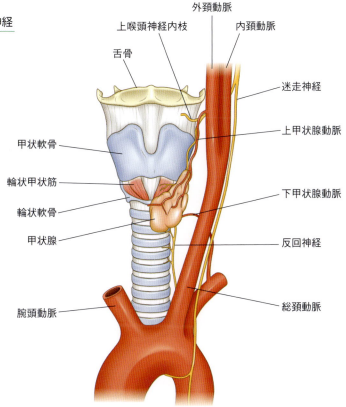

## 椎体，椎間板の展開

　椎間板レベルで頸長筋内縁を電気メスなどで切離した後，コブエレベーターなどで鈍的に外側に剥離する。その後椎体中央レベルに側方から出てくる血管をバイポーラで凝固し，椎体の外側を鈍的に剥離して鉤椎関節の基部まで露出させる（図6）。

　椎間板→椎体の順で上下左右に同様の操作を行い，左右の頸長筋にバランスよくレトラクターをかけ術野を保持する。著者らは，通常上下椎体にピンレトラクターを設置し，椎間を開大できるようにしている（図7）。ピンレトラクターのピンは椎体正中，1椎間手術の場合は手術する椎間板からなるべく離れた位置に刺入する。

### Advice 椎体，椎間板の展開時の注意点

- 変性の強い症例では鈍的な展開が困難で，一部電気メスなどで外側に展開していく場合もある。ただし横突起の基部より外側は椎骨動脈が走行するので危険である。
- 内側のブレードは外側のブレードより1サイズ長いことが多い。レトラクターの牽引により反回神経を損傷したり，血管内に血栓が生じることもあるので，長時間手術では，術中，洗浄の際などに，たまにレトラクターを緩める。
- ピンレトラクターを刺入する際や電気メス使用時に，はみ出した食道に注意する。

## 図6 椎体，椎間板の展開

椎体レベルは出血しやすいので椎間板→椎体レベルの順に行う。椎体レベルは，バイポーラ摂子で凝固してから頚長筋を外側に剝離する。

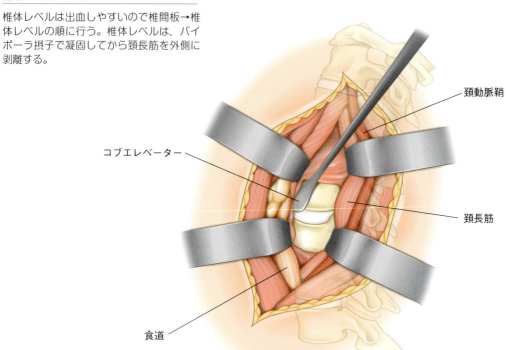

## 図7 展開の保持

左右（必要に応じて）上下にブレード型のレトラクターをバランスよく設置し，ピンレトラクターは正中，椎間板から距離を置いて設置する。

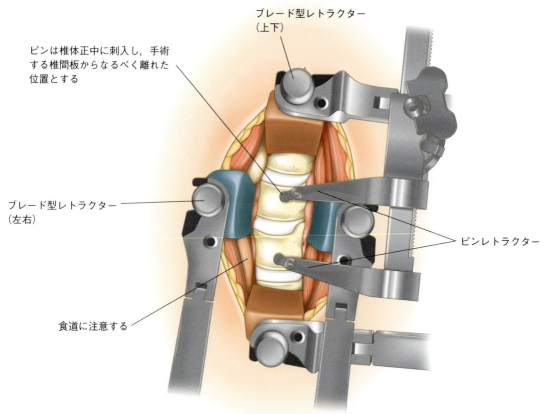

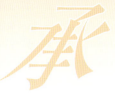

## 椎間板切除

前縦靱帯を切離し，ピンレトラクターにて椎間を軽度開大させ，椎間板の上下を終板に沿って電気メスなどで切り，鋭匙や鉗子を用いて少しずつ切除していく。前方の骨棘などが視野の妨げになる場合は，あらかじめ切除する。椎間板を鋭匙，鉗子などで郭清しながら腹側に進んでいく。通常，終板は軽度頭側に傾いているので，角度を意識しながら椎間板切除を行う。

ある程度の深さまで椎間板を摘出した後は，サージエアトームを用いて，近位椎体の前壁下方および椎間板の上下終板をボックス状に掘削し，椎間板後方の視野を確保する（図8）。この際，左右の鈎椎関節の基部にサージエアトームで印を付けてから，その間を平行にバランスよく掘り込んでいき，椎体後縁付近まで達する。

除圧幅はT型横径メジャーで確認しながら行うが，通常の頸椎症性脊髄症に対して，掘削幅は鈎椎関節の基部までで，脊髄の除圧は十分であることが多く，椎骨動脈損傷のリスクもほとんどない。さらに横幅を確保する場合には鈎椎関節直下の椎体外壁にエレバトリウムを添わせるようにして横突起基部の位置を確認する。椎体と横突起の変曲点の手前までは掘削可能である。

**Advice**
- 椎間板切除の際，上下の骨性終板を極力破壊しないように留意する。

図8 椎間板切除

左右鈎椎関節基部に丸く印をつけ，左右つなげるようにバランスよく軟骨終板を削り落とし，ボックス状に掘削を行う（点線の範囲）

サージエアトーム

後縦靱帯

### ◆椎体後縁の切除

著者らは椎体後縁付近に達した後は顕微鏡を使用している。椎体後縁は上下終板が近接してくるので，これをダイヤモンドバーで削っていき，上下椎体後縁のエッジを削り落とす。骨棘などがある場合は，骨棘も含めて掘削する（図9）。この際，比較的浅い正中部で削開してから外側に向かうと操作がしやすい。またサージエアトームや曲がりの鋭匙などで椎体後縁のエッジを削り上げ（下げ）することで，線維輪－終板複合部を完全に除圧できる。

骨棘が大きい症例やOPLLなどで，削り上げ（下げ）する範囲が大きくなる場合は，椎体亜全摘とするか，症例によっては術中CTなどにて除圧を確認することもある[2]。著者らは通常頚椎症性脊髄症に対する脊髄除圧では，後縦靭帯切離を行っていない。

### 図9 椎体後縁の掘削
終板を削りすぎない程度に掘削する。

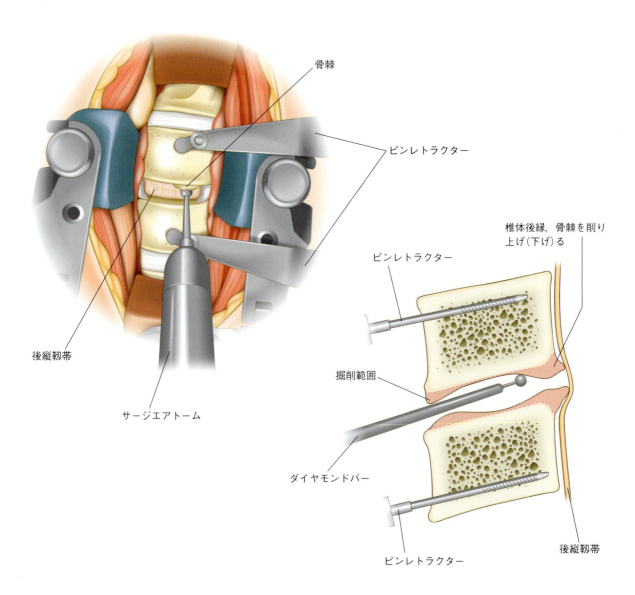

### ヘルニアの摘出

椎間板ヘルニアがある場合には，ヘルニア門から髄核鉗子などでヘルニアを摘出する（図10）。その際，必要に応じて後縦靱帯を切離する。ヘルニアが上下にmigrateしている場合は，曲がりの鋭匙やフックなどを使用して摘出を行う。

> **Advice**
> - 古いヘルニアでは硬膜と癒着していることもあり，容易に引っぱり出せないこともあり，その場合は骨性の除圧を追加する。

図10 ヘルニアの摘出
後縦靱帯を穿破しているヘルニア門をみつけ左右に後縦靱帯を切離し，スペースを広げ髄核鉗子で摘出する。

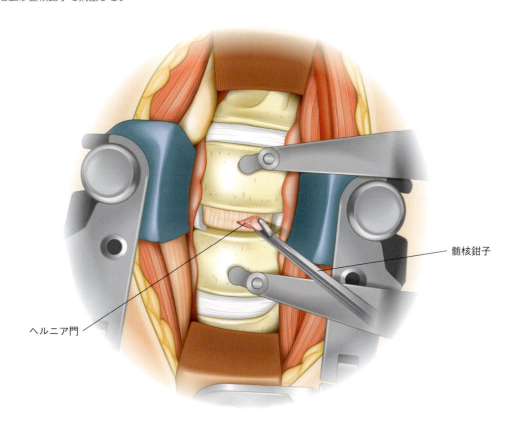

## 椎間孔の除圧[2]

椎間孔に骨棘が張り出している神経根症の症例では，椎間孔の除圧が必要である．著者らは手前の鉤椎関節は全切除せずに外側部を温存し，椎体後縁の深さから外側に除圧を進め，サージエアトーム，スタンツェなどで椎間孔の骨棘を切除する（図11）．さらに後縦靱帯外側を切離し，神経根を確認，上下の椎弓根に触れて除圧を確認する．

> **Advice**
> - 椎間孔部は，サージエアトームの熱が発生しにくいよう，水をかけながら断続的に掘削し，また神経根周囲は易出血性であることから止血剤などをつめながら愛護的に除圧を行う．

### 図11 椎間孔の除圧

椎間板後方でトランペット状に除圧する．サージエアトーム，薄いスタンツェ（1mmか2mm），曲がり鋭匙などで神経根に愛護的に除圧を行う．

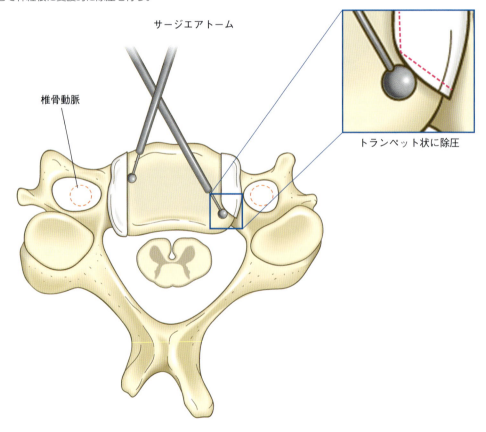

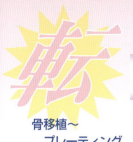

骨移植〜
プレーティング

# 骨移植

### ◀移植骨の高さを計測

　除圧終了後は，頚椎の回旋を中間位に戻し，可能な限り終板が平行となるようにトリミングをする。そして，移植骨の高さを計測する。過度に緩い移植骨は脱転の原因となり，高すぎる移植骨は沈み込みの原因となる。著者らは通常，非牽引下で計測した終板の距離より1mm程度高いサイズとしている（図12）。

　移植骨材料は従来では自家腸骨が広く用いられていたが，最近ではケージや人工骨（ハイドロキシアパタイト）などの使用も増えている（図12）[3]。ケージや人工骨の使用により，自家腸骨の採取が不要となる。もしくは採取量を減らすことができ，採骨部合併症を予防できるメリットがある。自験例では2椎間以下のshort segment fusionでは，いずれの材料を使用しても良好な骨癒合率が得られている。

図12 移植骨の挿入

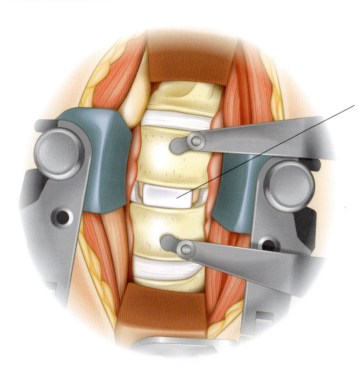

人工骨（ハイドロキシアパタイト）移植。挿入後に移植骨が容易に動かないことを確認する

移植骨

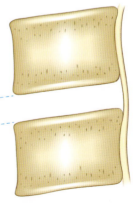

移植骨は，牽引のない状態でのサイジングより，1mm程度高くする

123

◆ 移植骨のフィッティング

　適切な高さにトリミングした自家腸骨，もしくは適切なサイズの移植材料をピンレトラクターで軽度牽引した状態で挿入し，フィッティングが良好であることを確認する。状況によっては外から頚椎を徒手的に牽引してもらう。

> **Advice**
> ● 移植骨の沈み込みを防ぐため，グラフトの前縁が椎体の前壁にかかるように設置することを心がける。

## プレーティング

　著者らは原則，semi-constrainedタイプの前方プレーティングを行っている。骨棘などを削除し，プレートがフィッティングしやすいようにしたうえで，トライアルのうえ，スクリューホールを作製し，プレート固定する。ピンレトラクターの位置を参考に可能な限りプレートを正中に設置する（図13）。この際，近位スクリューに自由度の高いvariable screwを使用し，遠位のスクリューにはfixed screwを使用している（図14）。

> **Advice**
> ● プレートが上下椎間板レベルまでかかると隣接椎間に骨棘形成が起きやすく，またプレートが短くスクリューと終板が近すぎるとカットアウトする例もあるので，適切な長さのプレート選択が肝要である。

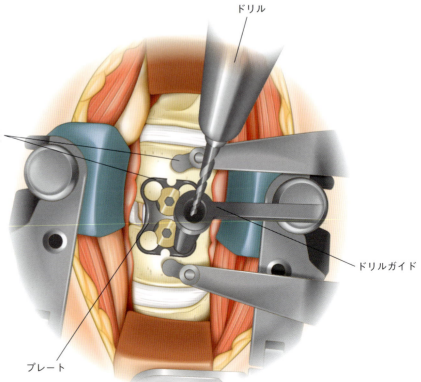

**図13 前方プレートの設置**
専用のドリルガイドなどを使用してドリリングの後，適切な長さのスクリューで固定する。

ピンレトラクターの位置を参考に，可能な限りプレートを正中に設置する

ドリル

ドリルガイド

プレート

### ケージの固定

近年ではスクリュー付きstand-aloneタイプのケージも開発され，普及し始めている。このシステムでは，ケージ前方に2つのスクリュー固定用の孔があり，上下椎体にスクリューを斜めに打ち込むことで，ケージを固定させる（図15）。椎体前方に人工物を留置する必要がないのがメリットである。ただしケージの沈み込みが起こるとスクリューも緩みやすいことから，設置に関して慎重を要し，特に骨粗鬆症の症例や多椎間固定の症例では注意が必要である。

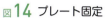

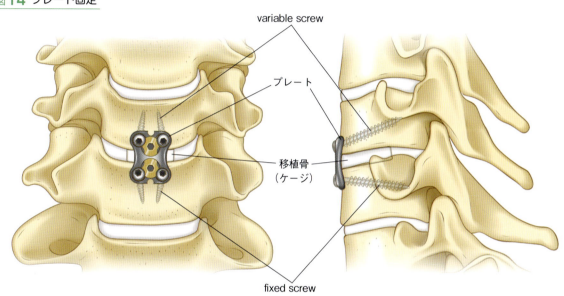

図14 プレート固定

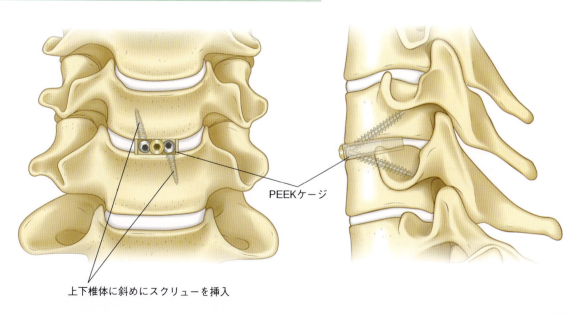

図15 スクリュー付きstand-aloneタイプ（PEEKケージ）の固定

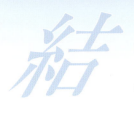

閉創～術後

## 閉創

　レトラクターをはずして，食道損傷や出血がないことを確認する．著者らはプレートと食道が直接，接しないように可能な限り頸長筋を縫合している．全例で閉鎖式陰圧ドレーンを（通常2日間）留置している．またドレーン挿入時に外頸静脈などを損傷することがあるので，創外側の皮下組織を少し剥離してからドレーンを設置している．浅頸筋膜，広頸筋，皮下を縫合し閉創する．硬膜損傷などがあったときはこれらを密に縫合している．

## 術後

　術後正・側面のX線撮影を行う．特にC6/7の側面撮影は肩が邪魔になるので，両上肢を下方に牽引しながら撮影する必要がある．

―― ワンポイント 💡 アドバイス ――

・顕微鏡
　左進入のアプローチでは，顕微鏡が右側に傾いて入りやすいので，可能な限り術野にまっすぐ挿入されるように周囲からも確認を行う．顕微鏡は少し尾側から頭側に向かうように，終板に平行な角度にする．上位椎体の後縁の処置ではさらに上に傾けたり，下位椎体の後縁の処置では少し下に傾きを戻したりしながら，必要に応じてエッジの切り上げ（下げ）を行う．

・合併症対策
①上気道閉塞：術後の上気道閉塞は，まれながら致死的となりうることから最大限の注意が必要である．上気道閉塞による呼吸苦が生じた場合は再挿管をためらうべきでない．また急性の血腫では気管が偏位することから再挿管が困難なこともあり，輪状甲状間膜切開やベッドサイドでの血腫除去が必要となることもある．
②食道（下咽頭）損傷：主に術中損傷と遅発性損傷がある．前者は展開の際のdisorientationなどで起こり，頸部の癒着が強い再手術例でも起こりやすいので注意が必要である．またレトラクターは頸長筋にかけ，食道に直接かけないようにし，レトラクターの間からはみ出した食道を損傷しないように気を付ける．術中に術者が気付かず，術後感染を起こしてわかることもある．後者はプレートの緩みや脱転などに起因して起こることが多い．偽関節例などでプレートやスクリューの著明なlooseningを認めた場合は，抜釘を考慮する必要がある．
③髄液漏：通常の変性疾患ではまれだが，硬膜骨化を伴った後縦靱帯骨化症などでは起こりうる．著者らは硬膜損傷が起こった場合にはフィブリン糊を使用し，筋層，皮下の縫合を密に行い，離床，抜糸を少し遅めに行っている．皮下に髄液の貯留を認めるような症例でも，数週間で自然吸収されていくことが多い．
④インプラント脱転：通常，1～2椎間の固定術でインプラントの脱転が起こることはきわめてまれである．また軽度の移植骨沈み込みや移動は，安静などでやり過ごせることも多い．ただし再建部の前方には食道があり後方には脊髄があることから，早期に安定性が得られない場合には，移植骨，インプラントの再設置や後方固定追加などを検討する必要がある．

・モニタリング

　著者らは全例で術中モニタリング下に頚椎前方固定術を施行している．経頭蓋刺激筋誘発電位測定をベースとして，脊髄腫瘍や後縦靱帯骨化症，後弯矯正手術などハイリスク症例では経頭蓋刺激脊髄誘発電位測定も併せて行っている．頚椎の姿位をとった後（特に伸展位の場合），除圧操作時，移植骨挿入時など随時モニタリングを行い，安全を確認しながら手術を行っている．

①著者らは1〜2椎間の前方固定であれば，リークテストのうえ，原則，抜管し，ICU（HCU）管理を行っている．
②術当日は急性の血腫，術後数日間は頚部腫脹による上気道閉塞に注意を払う．
③創部は透明の保護材で覆い，血腫などによる頚部の腫れがすぐにわかるようにしている．
④プレートを設置していれば，わずかな頚椎の動きや姿勢の変化に対してそれほど神経質になる必要はない．
⑤術後は頚部の腫れをみながら嚥下食から開始し，2日で離床しリハビリテーションを行う．
⑥外固定は1椎間固定ではソフトカラーを，2椎間固定ではフィラデルフィアカラーを術後2〜3カ月程度装着している．

文献
1）Herkowitz HN, Garfin SR, Eismont FJ, et al, authors. Cervical radiculopathy：anterior surgical approach. Rothman-Simeone The Spine. 6th ed. Philadelphia：Saunders；2011. p739-61.
2）Yoshii T, Yuasa M, Sotome S, et al. Porous/dense composite hydroxyapatite for anterior cervical discectomy and fusion. Spine（Phila Pa 1976）2013；38：833-40.
3）Yoshii T, Hirai T, Yamada T, et al. Intraoperative evaluation using mobile computed tomography in anterior cervical decompression with floating method for massive ossification of the posterior longitudinal ligament. J Orthop Surg Res 2017；12：12.

# 骨粗鬆症性椎体骨折に対する Balloon kyphoplasty

独立行政法人国立病院機構災害医療センター整形外科　**松崎英剛**

## 適応病態

①原発性骨粗鬆症による1椎体の急性期圧迫骨折で，十分な保存療法によっても疼痛が改善されない症例[1]。

②椎体後壁の骨折，機器の挿入が不可能な扁平椎，破裂骨折は禁忌[1]。

## 術前シミュレーション

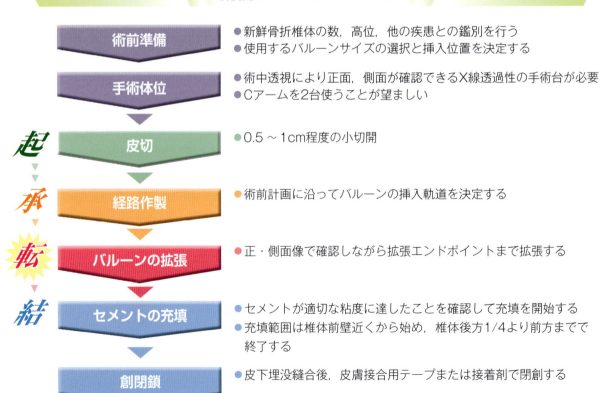

| 起 | 術前準備 | ●新鮮骨折椎体の数，高位，他の疾患との鑑別を行う<br>●使用するバルーンサイズの選択と挿入位置を決定する |
| --- | --- | --- |
|  | 手術体位 | ●術中透視により正面，側面が確認できるX線透過性の手術台が必要<br>●Cアームを2台使うことが望ましい |
| 起 | 皮切 | ●0.5～1cm程度の小切開 |
| 承 | 経路作製 | ●術前計画に沿ってバルーンの挿入軌道を決定する |
| 転 | バルーンの拡張 | ●正・側面像で確認しながら拡張エンドポイントまで拡張する |
| 結 | セメントの充填 | ●セメントが適切な粘度に達したことを確認して充填を開始する<br>●充填範囲は椎体前壁近くから始め，椎体後方1/4より前方までで終了する |
|  | 創閉鎖 | ●皮下埋没縫合後，皮膚接合用テープまたは接着剤で閉創する |

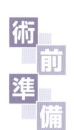術前準備

①単純X線像：骨折椎体数，椎体骨折の高位，椎体骨折の形状を確認する．
②MRI：新鮮骨折椎体の数・高位，他の疾患との鑑別を行う．椎体内の輝度変化が椎弓根にまで及ぶ場合は悪性腫瘍の検索が必要である．
③CT：椎体後壁の状態，椎弓根骨折の有無，椎体骨折の形状を確認して，使用するバルーンサイズの選択と挿入位置を決定する．

> **Advice** バルーンの挿入軌道
> - 骨折している椎体の中央にバルーンを設置するように，挿入軌道を計画する（図1a）．
> - クレフトを形成している場合はクレフトにバルーンを挿入するのではなく，間隙を圧着させるようにバルーンを挿入する[2]（図1b）．

図1 バルーンの挿入軌道

a：クレフトがない場合

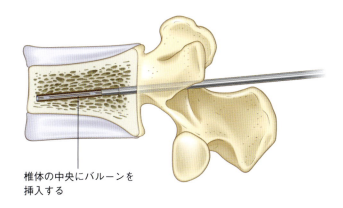

椎体の中央にバルーンを挿入する

b：クレフトを形成している場合

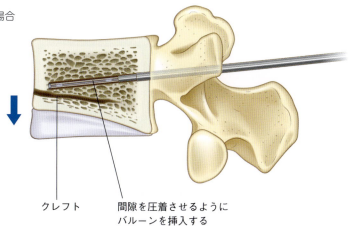

クレフト　　間隙を圧着させるようにバルーンを挿入する

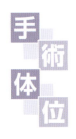

①術中透視により正面，側面が確認できるX線透過性の手術台が必要である．金属製のHall frameを使用する場合は，正面像で金属と椎体が干渉しないように設置する．
②X線透視下に対象椎体の椎弓根を皮膚にマーキングしておくと手術操作がスムーズに行える．
③2台の透視機器を，それぞれ正確に対象椎体の正面，側面をとらえるように設置する（図2a）．

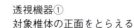 **正面像での確認ポイント**（図2b）
①両側椎弓根が確認できる．
②椎弓根が椎体上半分にある．
③棘突起が両側椎弓根中央にある．
④椎体終板が直線になる．

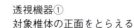 **側面像での確認ポイント**
①両側の椎弓根が重なり合っている．
②椎体終板が楕円ではなく，直線になる．

**図2 手術体位**
a：2台の透視機器の設置

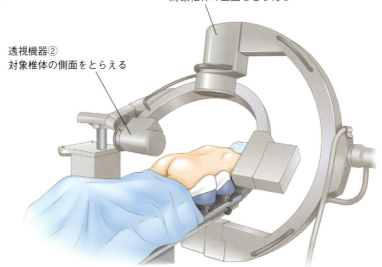

透視機器①
対象椎体の正面をとらえる

透視機器②
対象椎体の側面をとらえる

b：正面像での確認ポイント

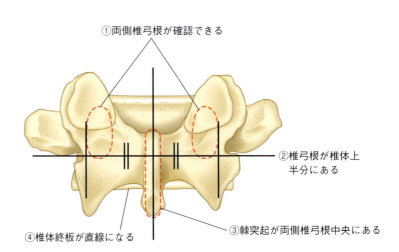

①両側椎弓根が確認できる
②椎弓根が椎体上半分にある
③棘突起が両側椎弓根中央にある
④椎体終板が直線になる

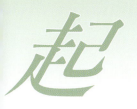

## 皮切

皮切

術野でX線透視下に正面像で対象椎骨の椎弓根の位置を確認し，皮膚上に椎弓根の位置をマーキングする。術前計画に沿って挿入軌道および皮切を決定して，0.5〜1cm程度の小切開を行う（図3）。

図3 皮切

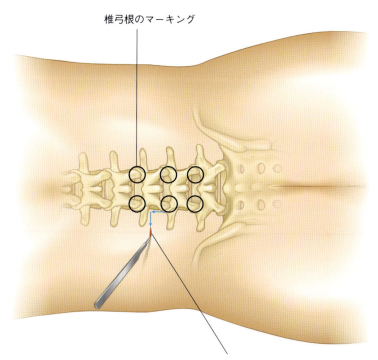

椎弓根のマーキング

0.5〜1cm程度の小切開

骨粗鬆症性椎体骨折に対するBalloon kyphoplasty

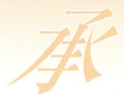

**経路作製**

## 経路作製

### ◆ 刺入点の決定（図4a）

正面像で，ボーン・アクセス・ニードル［ニードル（メドトロニックソファモアダネック社）］を椎弓根外側縁まで進める。左は椎弓根の10時方向から4時方向，右は2時方向から8時方向に向かって刺入する（図4b）。

側面像で，ニードルの先端が椎弓根後縁にあること，刺入角度，椎弓根に対する位置を確認する（図4c）。

### ◆ 椎弓根中央までの刺入

正面像で，ニードルの先端を椎弓根輪郭線の中央まで進める（図5a）。

側面像で，ニードルの先端が椎弓根の中央まで刺入され，適切な角度が保たれていることを確認する（図5b）。

図4 刺入点の決定
a：ニードルの刺入

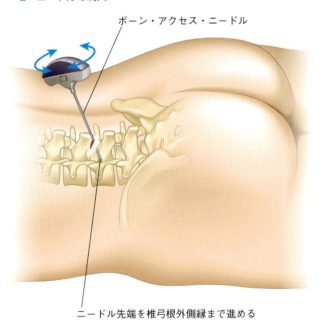

b：正面像

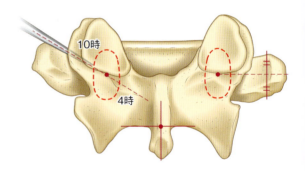

c：側面像

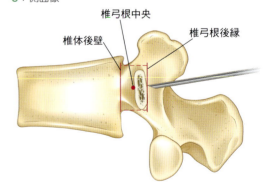

### ◆椎体後壁までの刺入

正面像に戻り，ニードルの先端を椎弓根の内側輪郭線のすぐ内側まで進める（図6a）。側面像でニードル先端が椎体後壁の5mm前方にあることを確認する。

ニードルのスタイレットを引き抜き，ガイドピンをさらに1cm程度先まで刺入する（図6b, c）。

ガイドピンを残して外筒を引き抜く。

#### 図5 椎弓根中央までの刺入

a：正面像　椎弓根中央

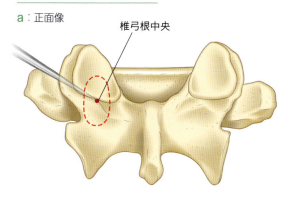

b：側面像　椎弓根中央

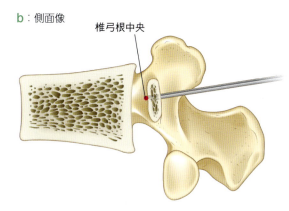

#### 図6 椎体後壁までの刺入

a：正面像　椎弓根内側縁

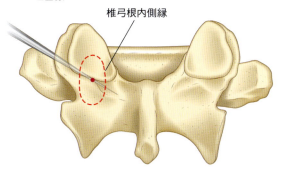

b：ガイドピンの刺入　ガイドピン

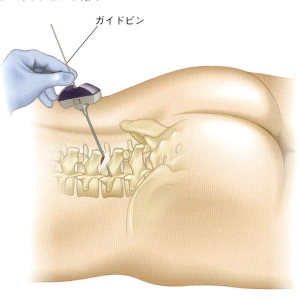

c：側面像　ニードル先端（椎体後壁5mm前方）　ガイドピン先端

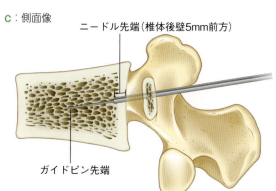

> **Advice**
> ●透視下にニードル先端の位置を，表1にある3ポイントで確認しながら経路を作製する。

### ◆イントロデューサーの刺入

オステオ・イントロデューサーをガイドピンに通し，側面像で確認しながら，外筒の先端が椎体後壁を5mm程度通過した位置まで刺入する。

ガイドピンとスタイレットのみを引き抜く。

### ◆ドリリング

側面像で，ドリル先端が椎体中央に達するまで刺入する。

正面像で，ドリル先端が椎弓根の内側輪郭線と棘突起の双方から等距離にあることを確認する。

側面像で，ドリル先端が椎体前壁から約3mmの位置まで進める（図7）。ドリルを抜く際は，ドリルを時計回りに回転しながら，バルーンの挿入経路を平滑にする。

表1 ニードル先端位置のポイント

|  | 側面像 | 正面像 |
|---|---|---|
| ①椎弓根刺入部 | 椎弓根外側縁 | 椎弓根後縁 |
| ②椎弓根中央 | 椎弓根中央 | 椎弓根中央 |
| ③椎体後壁 | 椎弓根内側縁 | 椎体後壁前方 |

図7 ドリリング

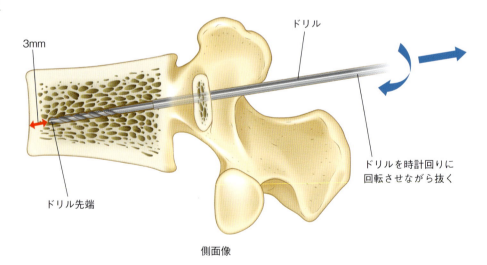

側面像

## バルーンの拡張

### ◆インフレイタブル・ボーン・タンプの拡張

椎体内に留置された両側のカニューラよりインフレイタブル・ボーン・タンプのバルーンを，作製した経路に挿入する。

側面像でバルーン内のX線不透過性マーカーがカニューラの前方にあり，術前計画に沿った位置にあることを確認する（図8a）。

圧力ケージが44PSI，または0.5mLの造影剤が注入されるまで両側のバルーンを拡張する（図8b）。

バルーンが適切な位置で拡張していることを正面像，側面像で確認する。以後，0.5mLずつ交互に注入し，正面像と側面像で確認しながら拡張エンドポイントまで拡張する。

図8 椎弓根中央までの刺入

a：カニューラと不透過性マーカー

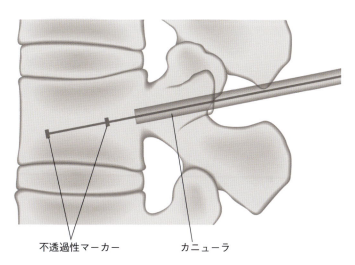

b：バルーンの拡張

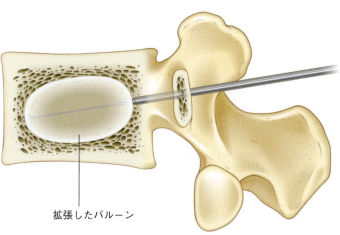

### ◆キュレットの使用

周囲に硬い海綿骨があることにより，バルーンが十分拡張しない場合は，KYPHON®キュレットを使用して，バルーン拡張の障害となる硬化した骨を削骨する。

> **Advice　バルーン拡張のエンドポイント**
> ①目的とした椎体高の復元，キャビティ形成の達成。
> ②いずれかの椎体の皮質骨にバルーンが接近した場合。
> ③バルーンの最大保証拡張量に達した場合。
> ④バルーンの最大保証拡張圧に達した場合。

### ◆セメント準備

専用のセメント用ミキサーを使用して，ボーン・フィラー・デバイス[BFD(メドトロニックソファモアダネック社)]にセメントを注入する(図9)。

**図9　セメントの準備**

a：セメント用ミキサー

b：BFDへのセメント注入

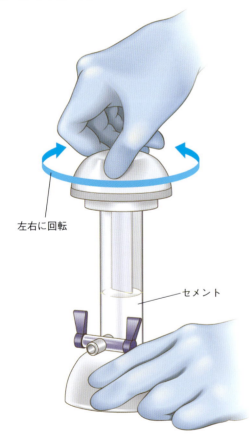
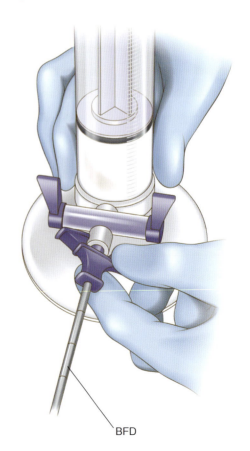

## セメントの充填

セメントの充填〜
創閉鎖

セメントが適切な粘度に達したことを確認して充填を開始する。側面像を透視動画で確認しながら，少量ずつ充填する。充填範囲は椎体前壁近くから始め，椎体後方1/4より前方までで終了する。セメントが固まったら，使用済みのBFDを用いてタンピングしてセメントが固まったことを確認し，BFDとカニューラを引き抜く。

**Advice**

**セメントの適切な粘度**（図10）
①セメントがペースト状になりノズルから滴り落ちない。
②セメントがグローブに付かない。

**Advice**

**セメントの操作時間の目安**（表2）
● 著者は手術室の室温は22℃に設定して，セメント混合開始からおおよそ8〜10分間かけて適切な粘度に達したことを確認して充填している（室温23±1℃の場合の目安）。

図10 適切なセメントの粘度

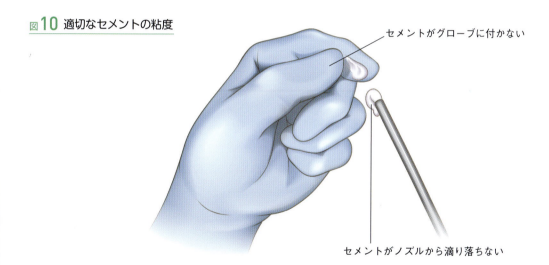

セメントがグローブに付かない

セメントがノズルから滴り落ちない

表2 セメントの操作時間の目安

| | 操作内容 | 混合開始からの時間 |
|---|---|---|
| 混合時間 | 粉末ポリマーおよび液体モノマーの混合時間 | 0〜2分 |
| 充填準備時間 | 混合物をBFDに注入する時間 | 2〜8分 |
| 作業時間 | 椎体内へセメントを充填する時間 | 8〜16分 |
| 硬化時間 | セメントを椎体内へ充填後，患者の体位を維持すべき時間 | 16〜20分 |

## 創閉鎖

皮下埋没縫合後，皮膚接合用テープまたは接着剤で閉創する。

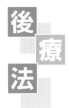
後療法

①術前に作製したコルセットを装着して，術後1日目より歩行を開始する。
②著者らはJewett braceを術後3カ月間装着としている。

※本項は，メドトロニック社より資料を提供していただきました。

文献

1) 戸川大輔. 原発性骨粗鬆症性圧迫骨折に対するBalloon Kyphoplasty 日本臨床試験成績. J Spine Res 2011；2：1485-93.
2) 鳥畠康光, 岡本春平. 骨粗鬆症性椎体骨折に対するBalloon Kyphoplastyのコツとpitfall－椎体内クレフトを伴う骨粗鬆症性椎体骨折に対するBalloon Kyphoplasty(BKP)－. 整外最小侵襲術誌 2014；73：37-41.

# 骨粗鬆症性椎体骨折偽関節に対する椎体形成術併用の後方固定術

富山大学医学部整形外科学　川口善治

## 適応病態[1〜3]

① 椎体後壁の破壊を伴った骨粗鬆症性椎体骨折偽関節。
② 強い腰背部痛または神経症状を有する骨粗鬆症性椎体骨折偽関節。
③ 2椎体以上の骨粗鬆症性椎体骨折偽関節。
※balloon kyphoplasty(BKP)による椎体形成術の適応外症例を含む[4]。

## 術前シミュレーション

| 術前準備 | ● 骨粗鬆症性椎体骨折偽関節の把握<br>● X線機能写(座位と仰臥位)による椎体不安定性の評価<br>● CTによる椎体内部と椎体後壁の脊柱管突出程度の評価<br>● MRIによる椎体内クレフトの有無の評価 |
|---|---|
| 手術体位 | ● 腹臥位<br>● 骨折した椎体の整復を工夫する |
| 皮切 | ● 最小の侵襲を心がける |
| 椎弓の展開 | ● 骨のみを露出するように椎弓を展開する |
| 胸腰椎後方の展開 | ● 経皮的スクリュー挿入を考慮する場合がある |
| ペディクルスクリューの挿入 | ● インストゥルメンテーションアンカーを設置し，X線透視で確認 |
| アンカーの設置 | ● 必要に応じてサブラミナーテープやフックの設置を考慮する |
| 椎体形成 | ● 椎体内を新鮮化した後にハイドロキシアパタイト(HA)スペーサーを挿入する<br>● HAスペーサーは椎体内にできるだけ挿入するが，外には漏らさない(特に後壁を破り脊柱管内には絶対に逸脱しない)ようにする |
| 後方除圧 | ● 椎弓を切除して後方除圧を行う |

起　承　転

| | |
|---|---|
| インストゥルメンテーションの完成 | ●インストゥルメンテーション固定性の確認 |
| 自家骨による骨移植 | ●ラミナの表面をdécorticationして骨移植を行う |
| 創閉鎖 | ●持続吸引ドレーンの設置 |

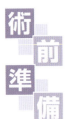

①高齢者が多いため，手術に支障があるような全身合併症の有無を調べ，対策を講じる。
②抗血小板薬などの服用があれば可能な限り休薬を行い，必要に応じてヘパリン置換を行う。
③骨粗鬆症性椎体骨折は全身性の骨粗鬆症があるため，全身の骨量を評価する。
④画像（単純X線像，MRI，CT）から椎体内の偽関節の形態を把握する。
⑤全脊椎の単純X線撮影を行い，脊柱アライメントの異常の有無を評価する。
⑥可能であればdynamicなX線撮影（腰椎の屈曲，伸展）により，椎体の不安定性の有無を評価する。仰臥位での単純X線側面像により椎体不安定性を明確に描出できる場合がある。
⑦CTにて骨折椎体の上下の椎体癒合状況を必ず見ておく。びまん性特発性骨増殖症（diffuse idiopathic skeletal hyperostosis；DISH）がある場合は，ない場合に比較してより強固な固定が必要となる。従ってアンカーの位置と数を決めるために重要な情報になる。

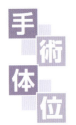

　胸腰移行部の骨折が多いため，下位胸椎から上位腰椎までに起こった骨折を念頭に置き解説する。
①腹圧を減らす手術フレームを用いた腹臥位をとる。著者らはアレンスパイナルシステム（村中医療器）を用いている（図1）。
②全体的に脊柱を伸展位とし，骨折を起こした椎体の整復をできる範囲で行う（無理には行わない）。
③ペディクルスクリューの設置および骨折椎体へのハイドロキシアパタイト（HA）顆粒（図2）またはcalcium phosphate cement（CPC）の挿入を行えるように透視の準備をしておく。
④顔面はスポンジで保護する。術中顔面の位置をずらし，当たっている部位の除圧をすることがあるので，顔面の位置取りを工夫し顔面を除圧しても体位がずれないように配慮する。眼球に圧力がかからないように配慮する。

### 図1 アレンスパイナルシステムを用いた術中の体位

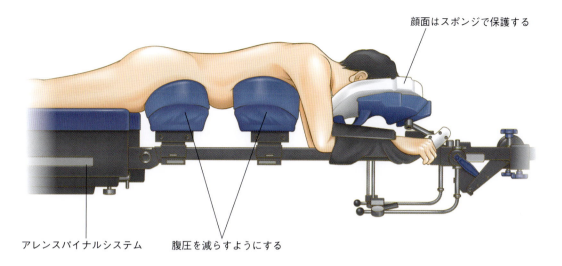

顔面はスポンジで保護する
アレンスパイナルシステム
腹圧を減らすようにする

### 図2 椎体内に充填するハイドロキシアパタイト（HA）顆粒

素材に孔があいていることが特徴であり，そのなかに骨が入り込むことが期待できる。
a：HAブロック
b：挿入孔閉鎖用HAプラグ

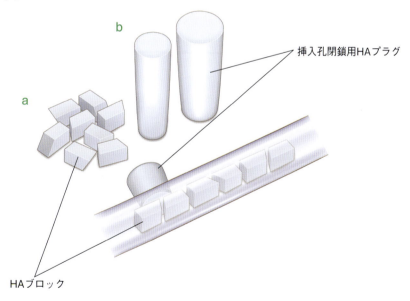

骨粗鬆症性椎体骨折偽関節に対する椎体形成術併用の後方固定術

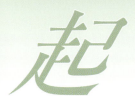

皮切～
胸腰椎後方の
展開

## 皮切

術前のCTでアンカーの部位を決めたら，その部位が展開できるような十分な長さの皮切を置く。

**Advice**
- DISHの症例で上下椎に椎体癒合があり，その途中の椎体骨折を治療しなければいけない場合は，少なくとも3 above＋3 below以上のアンカーの設置が必要である。

## 傍脊柱筋の展開

展開の範囲は固定範囲による。棘突起よりコブラスパで傍脊柱筋を剥離するように展開する（図3）。

**Advice**
- 傍脊柱筋を棘突起の骨の辺縁より剥がす際は，コブラスパで筋の付着部をこそげ取るようにして，突っぱっている筋の付着部位を丁寧に電気メスで剥がす要領で行う。決して傍脊柱筋内に電気メスが入り込まないように注意する。傍脊柱筋に電気メスが入ると筋損傷を引き起こすほか，出血が起こるためである。

## 椎弓の展開

軟部組織を椎弓にできるだけ付着させることなく，骨のみを露出するように椎弓を展開する。

**Advice**
- 椎弓からの出血は骨ろうで止める。

## 図3 傍脊柱筋の展開

コブラスパで筋の付着部をこそげ取るように扱う。突っぱっている筋を骨付着部位から丁寧に電気メスで剥がす。軟部組織からの出血が多いため、できるだけ軟部組織を骨に付着させないようにする。変性の強い脊椎は軟部組織の展開が困難な場合がある。骨からの出血は骨ろうで止める。

a：コブラスパで筋の付着部をこそげ取る

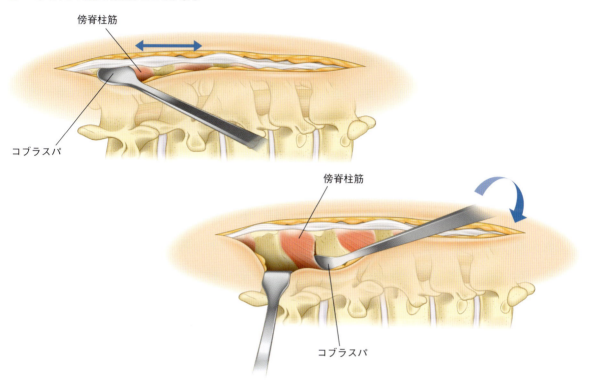

b：電気メスで突っぱっている筋の付着部を剥がす

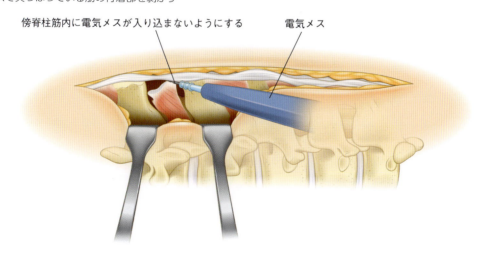

# 胸腰椎後方の展開

### 胸椎肋骨突起と腰椎横突起の展開

ペディクルスクリューを安全に挿入するため，解剖学的な胸椎肋骨突起と腰椎横突起の位置を頭に入れたうえで外側まで十分展開する（図4）。

> **Advice**
> ●胸椎肋骨突起と腰椎横突起の展開の際には神経後枝に伴走する血管を損傷し，出血することがある。出血した場合は電気メス，バイポーラ，コラーゲン使用吸収性局所止血材（アビテン®，ゼリア新薬）＋滅菌ベンシーツ®（川本産業）を用いて直ちに止める。

**図4 骨充填剤とペディクルスクリューの挿入位置**
T12が圧迫骨折を起こしているとすると●が骨充填剤の挿入位置，○がペディクルスクリューの挿入位置となる。著者らは多くの症例で最低限2 above＋1 below以上でペディクルスクリューによるアンカーをとるようにしている。椎骨の癒合している場合は，3 above＋3 belowなどアンカーを多くとる。

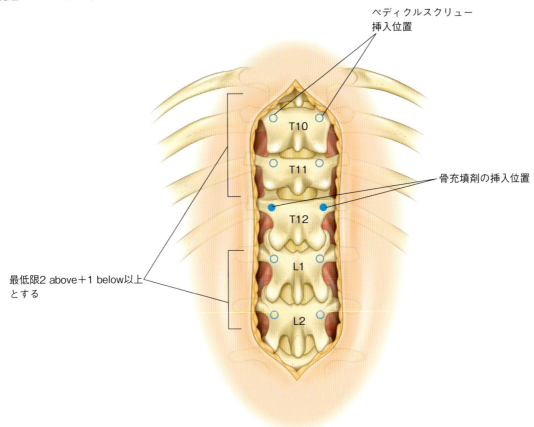

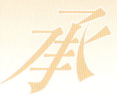

## ペディクルスクリューの挿入

ペディクルスクリューの挿入〜アンカーの設置

術前にペディクルスクリューを挿入すべきレベルの椎体をよく観察し，予定のスクリューの長さと太さを決めておく．また椎体に硬化した部位あるいは囊胞性病変の有無を確認しておく．ペディクルスクリューの実際の挿入に当たっては，まずは挿入位置を確認しサージエアトームで皮質骨を開削する（図5a）．その後プローブで椎体内に骨孔を作製し，サウンダーで骨外に逸脱していないかを探る（図5b）．逸脱がなければタッピングを行い，長さを再度確認したうえでペディクルスクリューを挿入する（図5c）．

図5 ペディクルスクリューの挿入

a：皮質骨の開削
サージエアトーム

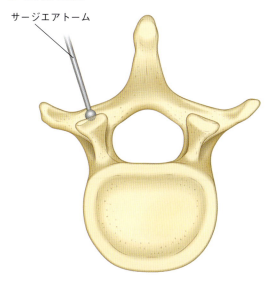

b：骨孔の作製
ペディクルサウンダー
骨外に逸脱していないか探る

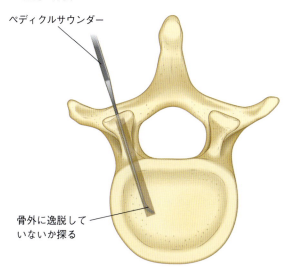

c：スクリューの挿入
ペディクルスクリュー

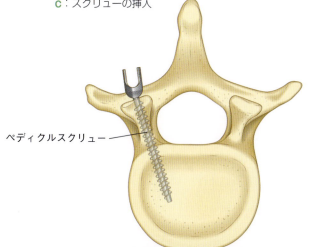

骨粗鬆症性椎体骨折偽関節に対する椎体形成術併用の後方固定術

## アンカーの設置

骨が脆弱な場合は，サブラミナーテープ（図6）やフックなどでアンカーを増やしておく。アンカーによる固定椎間数はインストゥルメントの固定力が得られる最小のものを心がけるべきである。ただし骨粗鬆症性椎体骨折偽関節の場合は，通常に比較して多くのアンカーが必要になる場合が多い。

> **Advice**
> ● 椎弓切除による後方除圧を行う場合は，ペディクルスクリュー挿入時の神経損傷を防ぐため椎弓切除前にペディクルスクリューを挿入する。また骨折した椎体が非常に不安定な場合はロッドを設置することにより，除圧時にある程度の安定性を保つことができる。ペディクルスクリューの挿入には脆弱な骨を常に念頭に置いて行うようにする。

### 図6 サブラミナーテープを使用したスクリューのバックアウト防止

サブラミナーテープを使用してスクリューのバックアウトを防ぐ。骨が脆弱であるためペディクルスクリューによるアンカーでは十分な固定性がない場合に取りうる処置である。

a：サブラミナーテープの通過

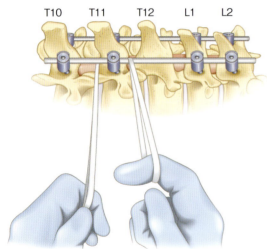

b：サブラミナーテープの締結

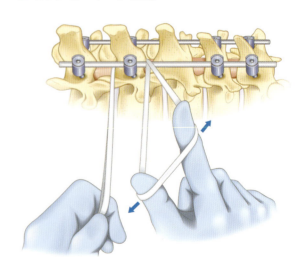

c：輪を作ってその部位にテープを通す

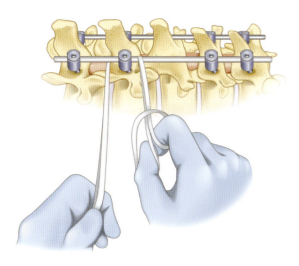

d：輪の作製

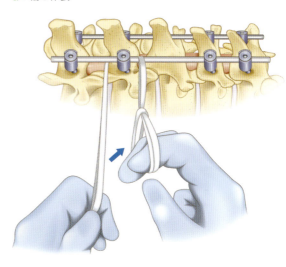

e：輪にテープを通す

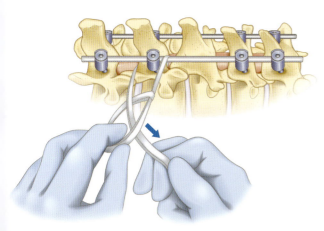

f：テープの締結

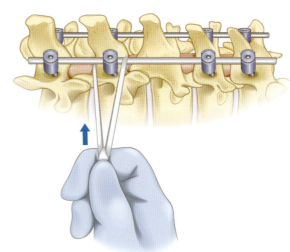

骨粗鬆症性椎体骨折偽関節に対する椎体形成術併用の後方固定術

### 図6 サブラミナーテープを使用したスクリューのバックアウト防止（つづき）

g：機器を使ってのテープの締結

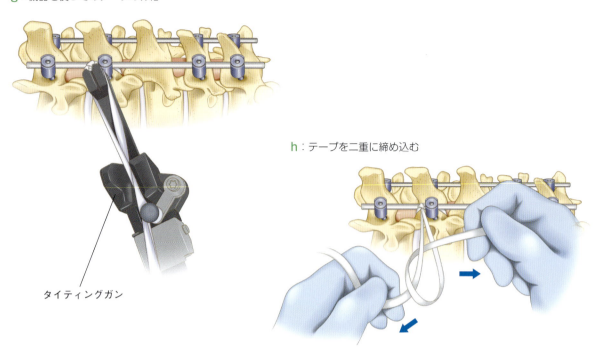

h：テープを二重に締め込む

i：硬膜外へのテープの誘導

タイティングガン

ラミナ内縁の形状に合わせた弯曲付きのワイヤー

ワイヤーが絶対に神経を押さないように注意する

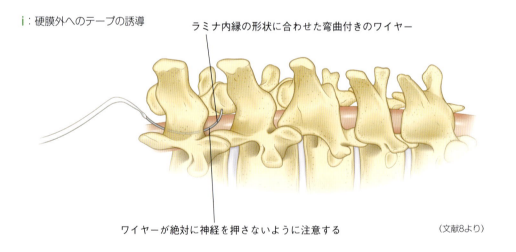

（文献8より）

===== ピットフォール =====

● 骨粗鬆症性椎体骨折偽関節では，通常スクリューを挿入する椎体も骨の脆弱性が著しいので，皮質骨を損傷しないように細心の注意を払う．このときサウンダーで海綿骨を少しずつ破壊するように骨内に進めるとよい．サブラミナーテープをかける場合は，椎弓間の骨の一部と黄色靱帯を切除し硬膜外腔を露出する．その後ラミナ内縁の形状に合わせた弯曲付きのワイヤーを，硬膜外にテープを誘導するために椎弓の内側に通す．この際ワイヤーが絶対に神経を押さないように注意する（図6i）．

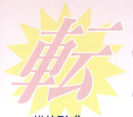

## 椎体形成

椎体形成〜
後方除圧

　経椎弓根的に骨折した椎体内に髄核鉗子を挿入し，内部の軟部組織を掻爬してその空隙に充填剤を挿入する。椎体内部の軟部組織が十分に切除できたら椎体内にHA顆粒またはCPCを挿入する（図7）。

> **Advice**
> ● 椎体内部の瘢痕組織は十分に除去する。この操作の目的は入れた充填剤（HA顆粒またはCPC）に周囲の骨組織からの骨誘導を促すためである。左右から椎体内瘢痕除去操作を行うことによって左右のルートが貫通するようになる。その後生理食塩水で内部を洗浄し，残存した軟部組織を除去する（図8）。

### 図7 骨折椎体への骨充填剤の投与

経椎弓根的に骨充填剤の投与を行う。椎体内は十分な量のHA顆粒またはCPCで満たす。

a：軟部組織の掻爬　　　　　　　　　　　b：骨充填剤の投与

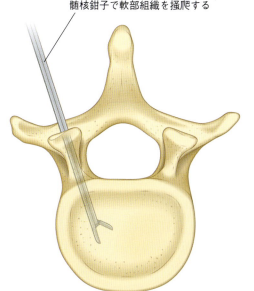

髄核鉗子で軟部組織を掻爬する

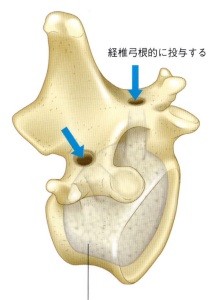

経椎弓根的に投与する

椎体内は十分な量の骨充填剤で満たす

> ピットフォール

- HA顆粒またはCPCはX線透視下に椎体内のクレフトに十分に入れる。ただし，HA顆粒またはCPCを絶対に脊柱管内に漏らさないように注意する。この際X線透視で確認を行う必要がある。椎体の前方および上下の椎間板にもできるだけ漏らさないように注意する。HA顆粒は前方から敷き詰めるように置いていく。CPCは早く固まってしまうため固まらないうちに注入する。

## 後方除圧

　骨折した椎体の後縁が脊柱管内に突出して神経を圧迫しているときは，椎弓切除や椎体後縁の切除を行って後方除圧を行う。

**図8 HA顆粒またはCPCを挿入する前の骨折椎体への椎体内操作**
十分に瘢痕組織を取り除く。次に生理食塩水を使って瘢痕組織を洗い流す。

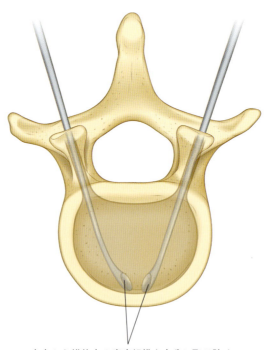

左右から椎体内の瘢痕組織を十分に取り除く

## インストゥルメンテーションの完成

あらかじめ設置したペディクルスクリューやフックにロッドを挿入固定して，インストゥルメンテーションを完成させる（図9）。さらにサブラミナーテープをロッドに締結してより強固な固定性を得る。

## 自家骨による骨移植

ラミナの表面をdécorticationして骨移植を行う。将来インストゥルメントの抜去を考える場合には骨移植は行わない。

## 創閉鎖

十分な生理食塩水で洗浄後，血腫予防の持続吸引ドレーンを留置し，創を閉鎖する。

**Advice**
- 椎体内にHA顆粒やCPCを入れることによって椎体はある程度整復される。よって，ロッドはやや後弯位に曲げて固定を図り，ロッドによるそれ以上の整復を意図しない。サブラミナーテープは締めすぎると椎弓に食い込んだり，椎弓をカットアウトしたりすることがあるので注意する。局所より十分量の移植骨が得られればこれを使用する。移植骨量が不十分であれば後方腸骨より移植骨を採取する。

図9 インストゥルメンテーションの完成図

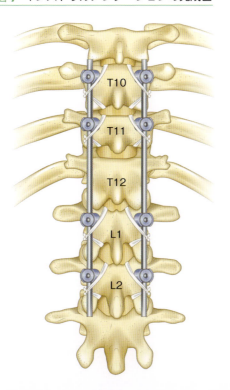
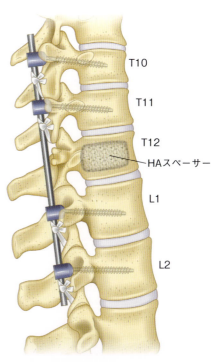

## ワンポイントアドバイス

### ①ペディクルスクリューおよびアンカーの固定性の工夫
脆弱な椎体のためペディクルスクリューの固定性が悪いことが多い。ペディクルスクリューの挿入直前にHA顆粒を椎体内に入れ，スクリューの固定力を高めることもある。また必要に応じフックやサブラミナーテープでアンカーの固定性を高める。

### ②合併症への対応
高齢者が多いため，心肺系や腎機能などに配慮し合併症対策をするほか，せん妄[5]などにも注意し付き添い者にも協力をお願いする。また，術後の安静を目的にやむなく身体拘束をすることも考慮する（やむなく身体拘束を行う場合は本人，家族の同意が必要である）。

### ③後療法への配慮
早期の離床を原則とするが，いつから離床させるか，術後の外固定はどうするか，症例の全身状態や骨質などによって柔軟に対応する。

### ④骨粗鬆症に対する薬剤投与
全身性の骨粗鬆症が基盤にあるため，患者が継続できる骨粗鬆症治療薬を基本的に全例で投与することを考慮する[6]。

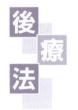

①通常は翌日にドレーンを抜去して，リハビリテーションを開始する。
②立位歩行訓練は全身的には早期に開始したいが，椎体の破壊の状態や骨粗鬆症の程度によって早期の立位が再骨折を起こすことがあり，症例ごとに対応法を検討する。
③外固定は通常必要で，場合によっては硬性コルセットを2〜3カ月の長期にわたり装着してもらうことがある。
④骨粗鬆症治療薬は基本的に全例に投与する。

---

文献

1) 中野正人, 川口善治, 安田剛敏, ほか. 骨粗鬆症性椎体圧潰・偽関節の病態と手術戦略. J Spine Res 2014；5：981-6.
2) 安田剛敏, 川口善治. 椎体形成を併用した後方除圧固定術−術後3年以上の経過観察例の成績と問題点−. Bone Jt Nerve 2015；5：311-6.
3) Nakano M, Hirano N, Matsuura K, et al. Percutaneous transpedicular vertebroplasty with calcium phosphate cement in the treatment of osteoporotic vertebral compression and burst fractures. J Neurosurg 2002；97(3 Suppl)：287-93.
4) 川口善治, 安田剛敏, 関 庄二, ほか. 椎体圧迫骨折に対する椎体形成術vertebroplasty. カレントテラピー 2014；32：1021-6.
5) Kawaguchi Y, Kanamori M, Ishihara H, et al. Postoperative delirium in spine surgery. Spine J 2006；6：164-9.
6) Seki S, Hirano N, Kawaguchi Y, et al. Teriparatide versus low-dose bisphosphonates before and after surgery for adult spinal deformity in female Japanese patients with osteoporosis. Eur Spine J 2017；26：2121-7.
7) 安田剛敏, 中野正人, 川口善治, ほか. 骨粗鬆性椎体偽関節による遅発性神経麻痺の病態と後方インストゥルメント併用の椎体形成術の手術的治療. 別冊整形外 2011；60：118-22.
8) 体内固定用ケーブル ネスプロン®ケーブルシステム アルフレッサファーマ株式会社 締結方法.

# 胸腰椎移行部脊椎外傷に対する後方固定術

高知医療センター整形外科　**時岡孝光**

## 適応病態

①胸腰椎移行部脊椎外傷AO分類Type A3, A4・Type B2, B3・Type C

②多発外傷患者の胸腰椎損傷のdamage control

③びまん性特発性骨増殖症(DISH)の遅発性脊髄麻痺

**適応モデル**：20歳代，女性。高所から飛び降りて受傷したL1破裂骨折。AO分類Type A3で麻痺はない(**図1**)。

## 術前シミュレーション

**術前準備**
- CTで全身を評価。特に頭部外傷，血気胸，内臓損傷に注意

**手術体位**
- 腹圧減少
- X線コントロールの準備
- 体位(腹臥位)による整復

**起** **皮膚のマーキング**
- イメージ透視下に行う

**承** **皮切**
- 整復操作を考慮した皮切方向
- フィンガースプリット手技

**中空プローブの刺入**
- イメージ透視下に中空プローブを刺入
- 側面と正面でプローブ先端の位置を確認
- ガイドワイヤーを刺入し，タッピングを行う

**スクリュー挿入**
- スクリューエクステンダーを取り付けた中空スクリューをガイドワイヤー越しに挿入

**転** **Trauma instrument set の取り付け**
- ディストラクター/コンプレッサーを取り付ける

| 整復操作 | ● Ligamentotaxisを利用した整復 |

| ロッドの挿入と
セットスクリューの設置 | ● 目標とするアライメントにベンディングしたロッドを経皮的に挿入 |

結

| 最終締結 | ● インストゥルメンテーション完成 |
| 経皮的椎体形成 | ● HAブロックを用いた椎体形成 |
| 創閉鎖 | |

術前準備

① 若年者の胸腰椎移行部損傷は高エネルギー外傷であり，造影CTで血気胸，頭部外傷，内臓損傷などを十分に評価する。
② 多発外傷の場合は，治療の優先順位を関連各科，麻酔科と協議する。
③ CTで横突起，椎間関節の形状，椎弓根の回旋を評価し，スクリューの長さ・太さ・挿入点およびロッドの形状や挿入方向を検討する。皮切の位置を決め，正中からの距離を計測する（通常は3.0〜3.5cm）。
④ モノアキシアルスクリューシステムでは，機種によってはスクリューとロッドが90°になるように固定されるので，整復後のアライメントを想定しながらスクリューの挿入方向を計画する。

図1 第1腰椎破裂骨折

a：CT　　　　　　　　　　　　b：3D-CT

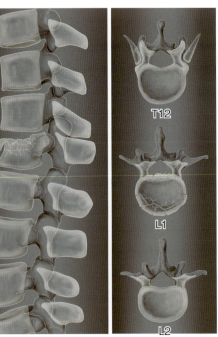
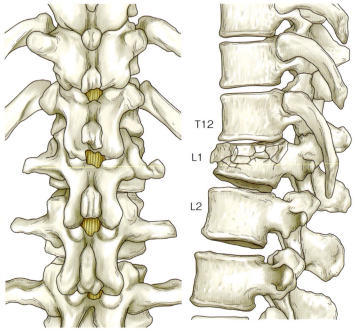

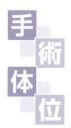

①手術台はX線透過性のものを使用し，X線透過性のフレーム(図2a)あるいはチェストロールを使用して腹臥位をとる。Knee-chest positionは避ける。Hall frame(4点支持器)も使用できるが，カーボン性では位置が高くなり，Cアームの回転操作が困難であったり，術野とCアームの管球が接近し，デバイス挿入が不可能なことがあり，術前に確認が必要である。

②患者を腹臥位としてフレームの上に乗せ，骨折部を背側から圧迫して矯正操作を行う。さらに，透視で椎弓根が前後，側面できちんと確認できるようにする(図2a)。前後像では棘突起が両側椎弓根の正中に，側面像では椎体終板が直線状にみえなければならない。

> **Advice** 体位による矯正
> - 破裂骨折の後壁損傷による脊柱管骨片占拠率は，全身麻酔下に腹臥位にして軽度反張位として術中CTを撮影すると，約20％の占拠率改善が認められる。それ以上の矯正は整復デバイスが必要である。

> **Advice** 術中透視の操作の重要性
> - ナビゲーションがない場合はCアームでの透視が重要となる。透視正面像で椎弓根の円形陰影と横突起の位置が指標となる。棘突起は皮下に触れるため，透視像と触診で位置が一致していれば正面像は正しく映し出されている。しかし，側弯があったり手術台が傾いたりしていると，Cアームの位置は正しくても椎弓根の陰影は左右非対称となる。その場合はCアームを回転し，正面像が得られるようにする。

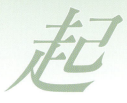

## 皮膚のマーキング

皮膚のマーキング

X線透視正面像を各椎体に垂直になるようにCアームの軸角度を合わせて，皮膚上に油性マジックなどで椎体，椎弓根，横突起などの位置をマーキングする（図2b）。

### 図2 術前CT像

a：X線透過性の手術台とフレームの上に腹臥位とする。Cアームが回転できることを確認する。
b：経皮的椎弓根スクリュー（PPS）挿入のために，正面透視下に椎体と椎弓根の位置をマジックでデザインする。

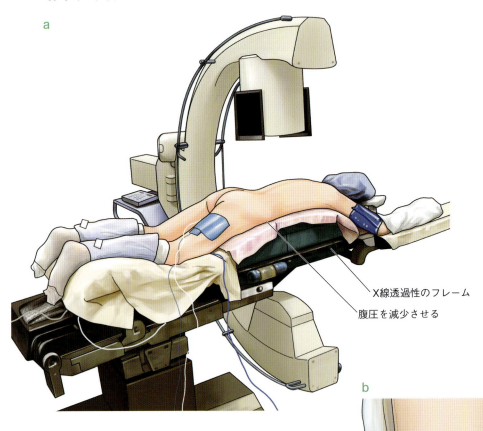

X線透過性のフレーム
腹圧を減少させる

L1棘突起のマーキング（ナビゲーションのリファレンスフレームの設置に必要となる）

T12
L1
L2

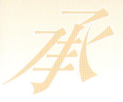

皮切～
スクリュー
挿入

## 皮切

　皮切は椎弓根のマーキングの約1cm外側の位置に，0.5％キシロカイン（20万倍希釈ボスミン含有）を局注し，各椎弓根レベルに1.5〜2.0cmの縦切開を加え，筋膜も縦切開を加える（図3a）。通常は横切開のほうがスクリューを強斜位に挿入しやすい利点があるが，伸延力による骨片整復を行う場合は伸延する距離を考慮して皮膚も縦切開とする。筋膜を切開すると，広背筋，脊柱起立筋，横突棘筋などを指で線維方向に裂いて横突起まで展開する。僧帽筋は第12胸椎棘突起が起始であり，一部を裂く（図3b）。

　ナビゲーションシステムを使用する場合は正中に約3cmの縦切開を加え，棘突起にリファレンシャルフレームを設置する。術中にCT画像を撮影し，ナビゲーションシステムのワークステーションと連動させ，ナビゲーション画面をみながら，挿入するスクリューのtrajectoryが得られる部位に皮切線をマーキングする。

図3 背部（下位胸椎）の筋肉の解剖とフィンガースプリット手技

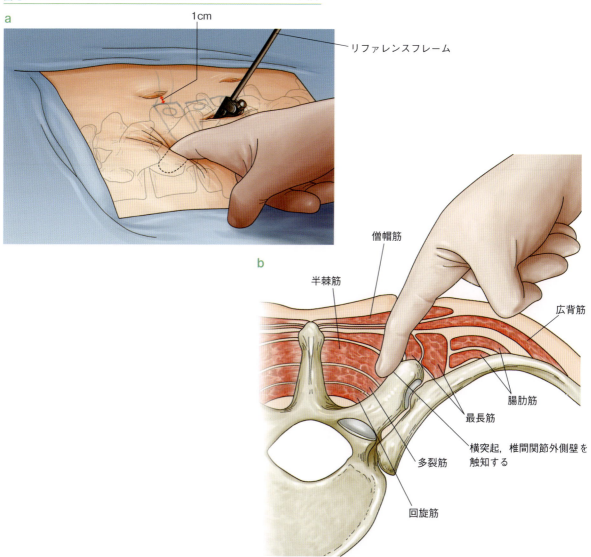

胸腰椎移行部脊椎外傷に対する後方固定術

> **Advice**
> - 通常の経皮的椎弓根スクリュー(percutaneous pedicle screw；PPS)固定では，皮切は横切開で，筋膜は縦切開を加えて筋肉を指で裂く．整復操作を行う場合は，頭・尾側に数cm以上伸延するため縦に切開することで皮膚トラブルを予防できる．また，経皮的にロッド挿入する際には，スクリュー挿入のための皮切より約2cmほど頭側に縦の別皮切を作製すると，小切開で行える．
> - 指1本で筋間を裂いて進むフィンガースプリットは脊椎最小侵襲手術(minimally invasive surgery；MIS)の基本手技であり，指先の感覚はナビゲーションの役割を果たす．

### 椎弓根スクリューの挿入点

- 胸椎

　胸椎はオープン手術では横突起をリュエルで切除し，椎弓根の海綿骨内をプローブで進めば容易に椎体に達する．しかし経皮的手術では横突起が背側に張り出し，挿入点が安定しないためプローブなどが滑りやすい．周辺には肺や大血管などの重要臓器が存在し，外側逸脱は危険である．そのために，groove entry technique[2]を用いて，まず横突起の頭側にプローブの先端を当てる．横突起基部頭側，肋骨頚部，椎弓根外側で形成されるgrooveを挿入点とし，尾側へ向けて椎弓根を穿孔する(図4a)．

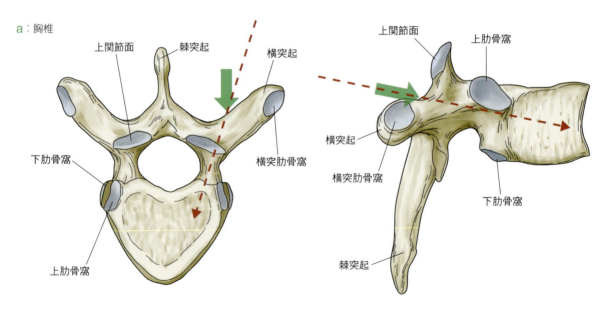

図4 挿入点の解剖
a：胸椎は横突起基部に経皮的に挿入しようとしても滑って逸脱する．横突起の頭側から挿入し(矢印)，椎弓根，椎体内を破線の方向に進める．

a：胸椎

- 腰椎

    横突起基部中央で椎間関節と横突起の交わる点（図4b）。
- ナビゲーション

    上記の挿入点はナビゲーションを用いると三次元的に位置情報が得られる。肺，腎臓，肝臓，大動脈など隣接臓器の位置がわかる。特に胸椎では横突起の形態と椎弓根の位置がわかるため，逸脱防止に有益である（図5）。

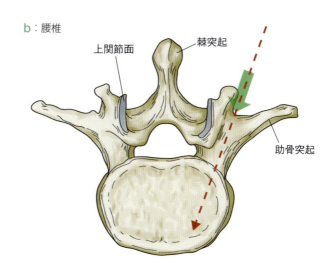

図4 挿入点の解剖（つづき）

b：腰椎は横突起基部中央で椎間関節と交わる部位（矢印）に挿入する。

b：腰椎

図5 術中ナビゲーション画面上の挿入点各トラジェクトリーの見方

a～c：T12（右）
a：斜位矢状断像。T12の横突起基部の頭側にナビプローブが置かれている。
b：T12冠状断像。プローブ先端は横突起基部の頭側に置かれている。
c：T12右椎弓根横断像。緑線がプローブの方向を示す。

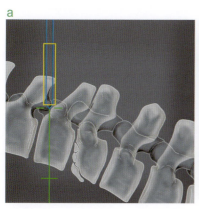 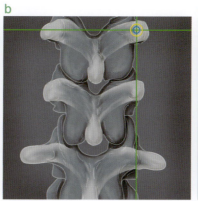 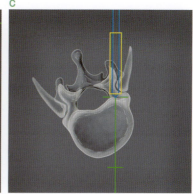

胸腰椎移行部脊椎外傷に対する後方固定術

図5 術中ナビゲーション画面上の挿入点各トラジェクトリーの見方（つづき）

d～f：L2（右）
d：斜位矢状断像。L1右横突起基部中央。
e：L1冠状断像。椎弓根内にプローブが入っている。
f：横断像。右L1椎弓根中央に穿刺。

d
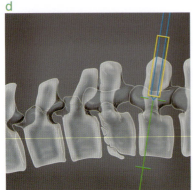

e
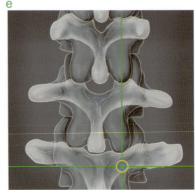

f
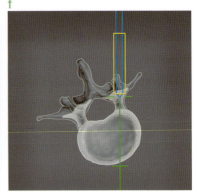

## 中空プローブの刺入

　皮切部から指1本を挿入し，縦切開した筋膜から筋肉内を指で分け，横突起，椎間関節外側壁を触知する（図3）。指に沿わせてJamshidi™骨髄生検針［（日本ベクトン・ディッキンソン社），PAKニードル（メドトロニックソファモアダネック社）］または中空プローブ［Jプローブ（田中医科器械製作所）］を刺入する。刺入した直後の透視前後像で，針（プローブ）の先端が椎弓根の側方縁部にあることを確認する。
　透視前後像で，針（プローブ）の先端が椎弓根の円形の陰影の中央にくるまでハンマーで打ち込み，Cアームを回転させて側面像で椎体後壁を越えていれば椎弓根を正確に越えている（図6a, b）。
　針（プローブ）を椎体内に進める（図6c）。内筒を抜いてガイドワイヤーを椎体内に刺入する。ガイドワイヤーに沿ってタッピングを行う（図7）。

=== ピットフォール ===

- 透視前後像を確認中に針（プローブ）先端が椎弓根内壁を越え，透視側面像で先端が椎弓根を越えていない場合は脊柱管内に穿破している可能性がある。
- ガイドワイヤーを深く刺入すると危険であり，必ず助手に鉗子で把持させ，透視像で先端の位置を確認する。絶対に椎体前方へ進まないように注意する。
- タップに過剰な負荷をかけることによって，ガイドワイヤーが損傷するおそれがある。また，無理に違う方向に進めると，ガイドワイヤーを押し進めて曲げてしまうか椎体外へ逸脱させてしまう。

## 図6 透視下中空プローブの挿入

a：X線透視前後像で挿入点から中空プローブ（Jプローブ）を椎弓根の円形の陰影の中央にくるまでハンマーで打ち込む。
b：Cアームを回転させて，側面像で椎体後壁を越えていれば椎弓根を正確に越えている。
c：プローブを椎体中央まで打ち込む。

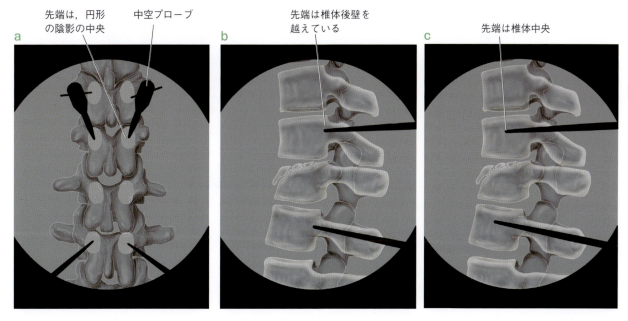

### ダイレーション

スクリュー設置のためには挿入路を拡張して筋膜や筋肉をよけなければならない。タッピングの際の軟部組織の巻き込みを防止する（図7）。

### タッピング

ガイドワイヤーを通して挿入するスクリューと同径のキャニュレイティッドタップを進め，椎弓根に下孔を作製する。術前CTで計測したスクリューの長さだけでなく，軟部組織や骨組織の当たり具合で長めのサイズが必要なことがあり，タップの目盛りを参考に，スクリューの長さを最終決定する。

整復操作を行うためには可能な限り長いサイズのスクリューを選択する。また，ガイドワイヤーが抜けないように，助手は常にガイドワイヤーの尾側端を把持しておく必要がある。

### 図7 ガイドワイヤー刺入とタッピング，スクリュー挿入

中空プローブの内筒を抜いてガイドワイヤーを椎体内に刺入する。ガイドワイヤーに沿ってダイレーターを設置して，タッピングを行う。

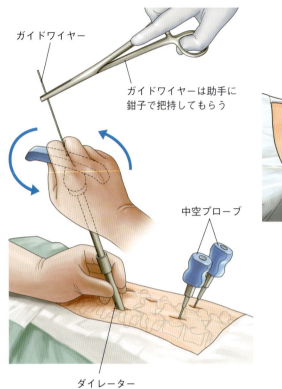
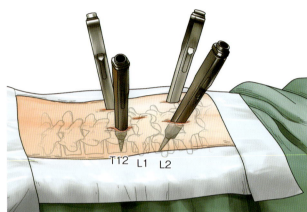

ガイドワイヤー
ガイドワイヤーは助手に鉗子で把持してもらう
中空プローブ
ダイレーター

## スクリュー挿入

　スクリューエクステンダーを取り付けた中空スクリューにドライバーとラチェットハンドルを取り付け，ガイドワイヤー越しに椎弓根に挿入する。深く挿入しすぎるとスクリューヘッドが自由度を失い，ロッド挿入が困難になる。
　すべてのスクリューを挿入した後で，ヘッドが動くかどうかを確認する。

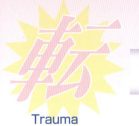

## Trauma instrument setの取り付け(図8)

骨折椎体に隣接している椎体にスクリューを挿入した後，スクリューエクステンダーにシークエンシャルリデューサーを設置する。

### ◀ディストラクター/コンプレッサーの取り付け

クリップをできるだけ皮膚に近い位置でスクリューエクステンダーに取り付ける。クリップにディストラクター/コンプレッサーを取り付ける。

## 整復操作

### ◀後壁が保たれている場合

椎体後壁が正常に保たれている場合はシークエンシャルリデューサーのみを用いて整復が可能である。シークエンシャルリデューサーのハンドルを時計回りに回して圧縮力をかけると，後壁，椎間関節を梃子にして椎体前方が開大し，ligamentotaxisで骨折が整復されるとともに後弯が矯正される(図9a)。

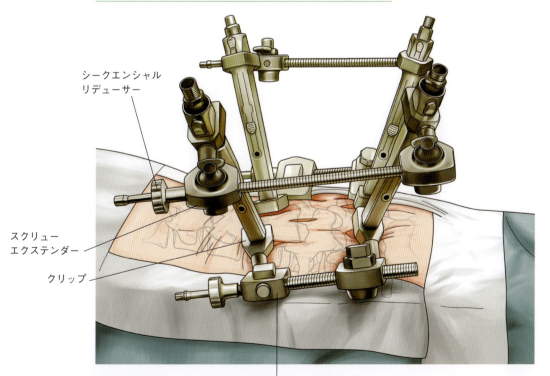

図8 整復デバイス(trauma instrument set)の取り付け

シークエンシャルリデューサー
スクリューエクステンダー
クリップ
ディストラクター/コンプレッサー

◀後壁損傷を伴う場合

　後壁損傷を伴う場合は，骨片が脊柱管内に移動することを防ぐために，整復操作の前にディストラクター/コンプレッサーを取り付け，椎体高が減少しないようにしておく．
　シークエンシャルリデューサーのハンドルを時計回りに回転させて圧縮力をかけ，スクリューエクステンダー同士を近付けることによって後弯の矯正を行う．
　その後，ディストラクター/コンプレッサーを用いて伸延させて椎体高を整復し，透視像で確認する（図9b，図12）．
　後弯矯正ではデバイスに強い抵抗感を感じることがあり，ディストラクター/コンプレッサーを少し緩め，デバイス全体にかかる張力を緩める．

**Advice**
● 整復デバイスを使用する前に，スクリューだけで圧縮力をかけて後弯矯正を試みる．後弯はわりと容易に矯正できるが，椎体圧潰は整復デバイスのディストラクターを用いて伸延させなければ整復は困難である．ロッドを先に挿入してから整復することも可能であるが，スクリューヘッドとロッドの角度によってはまったく動かないことがある．

図9　破裂骨折の整復法
a：後壁損傷がない場合

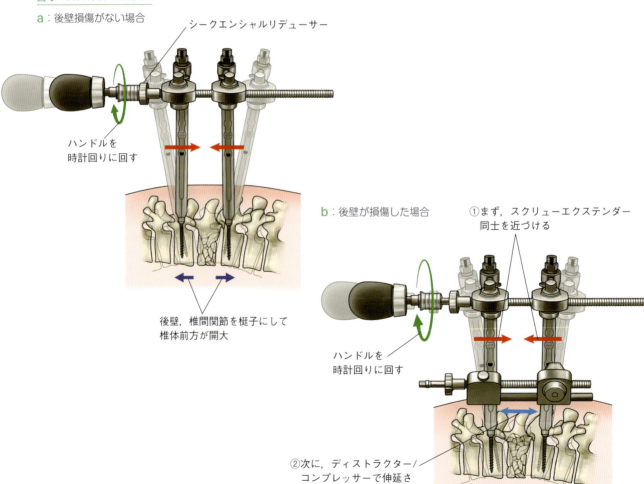

b：後壁が損傷した場合

## ロッド長の計測

ロッドテンプレートをスクリューエクステンダーの横に並べて皮膚上に置き、ロッドの長さを計測する。ロッドの先端が上下端で約10mm突出するように設置するため、実測値に20mmを加えた長さとする。ロッドのベンディングを要する場合はさらに長めのサイズとする。

ロッドインサーターにロッドを把持させ、必要に応じてフレンチベンダーでロッドのベンディングを行う。

## ロッドの挿入とセットスクリューの設置(図10)

メジャーを用いて、最頭側端のスクリューエクステンダーから2.5〜5cmの位置を測り、皮膚に約1cmの縦切開を加える。皮切部からロッドを挿入し、筋膜下でスクリューヘッドの開口部にロッドを進め、正しく通っていることを確認しながら残りのスクリューヘッドに通す。

透視像でロッドの突出が上下端で約1cm以上あることを確認する。

図10 経皮的ロッド挿入とセットスクリュー締結

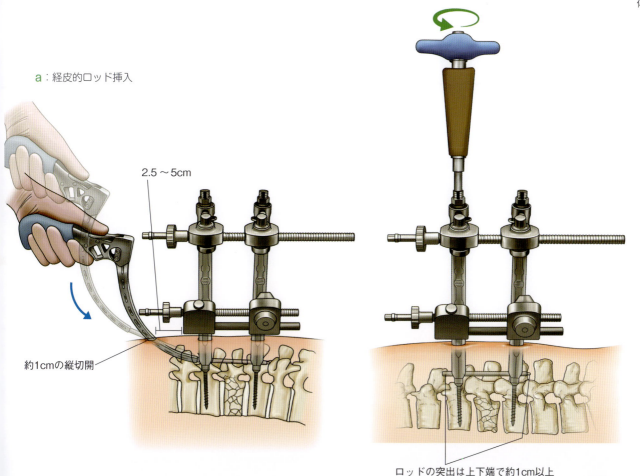

a：経皮的ロッド挿入
b：セットスクリュー締結

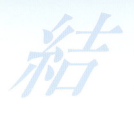

**最終締結〜創閉鎖**

## 最終締結

ロッドをスクリューヘッド内へ押し下げ，セットスクリューを設置し，最終締結する(図11)。

スクリューエクステンダーを抜去する。

## 経皮的椎体形成(図12)

固定終了後，骨折椎体にPPS挿入と同様の手順でガイドワイヤーを刺入し，7mm径以上のタップで椎弓根を穿孔し，専用の骨片エレベーターを椎体内に挿入し，骨折した終板を整復し，矯正により生じた空洞の充填をハイドロキシアパタイト(HA)ブロックで行う。

図11 ハイドロキシアパタイト(HA)ブロック挿入による椎体形成術

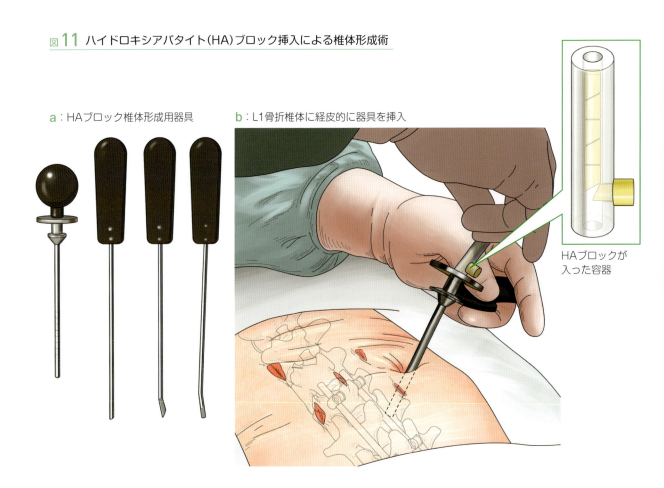

a：HAブロック椎体形成用器具　　b：L1骨折椎体に経皮的に器具を挿入

HAブロックが入った容器

### 図12 整復操作と椎体形成の透視側面像

a：整復前
b：整復デバイスで圧縮，伸延力をかけて整復
c：経皮的にロッドを挿入
d：HAブロックを充填して椎体形成

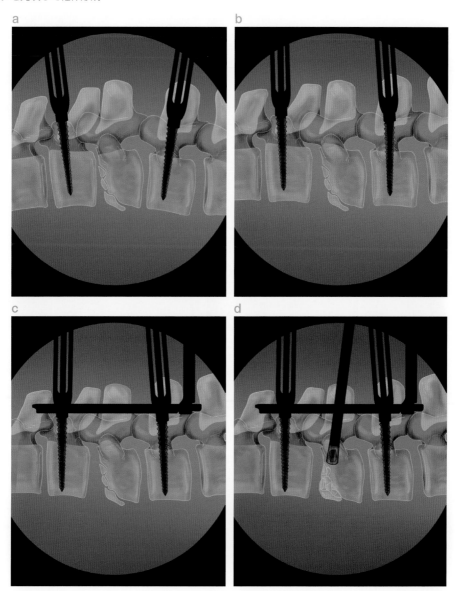

## 図 13 術後X線像とCT

L1椎体の破裂骨折は整復され，後弯が矯正されている。CTではHAブロックが充填され，骨折の間隙が埋められている。

a：X線像

b：CT

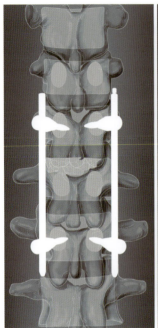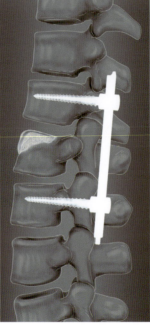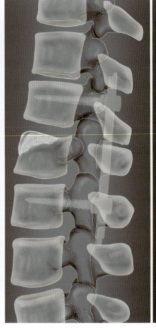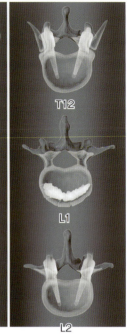

## 創閉鎖

X線像で最終確認（図13）をして，創を洗浄後，閉鎖する。除圧術を併用しない限りドレーンチューブは留置する必要はない。

> **Advice** ガイドワイヤーの外側逸脱
> - タップなど器具を抜こうとするとき，ガイドワイヤーが同時に引き抜けてしまうことがある。再刺入しようとして逸脱させると分節動脈損傷などの合併症を起こす可能性があるため，再刺入は最初の手順からやり直すのが安全である。

― ピットフォール ―

**分節動脈損傷**
- タップやスクリューが外側逸脱して，分節動脈損傷を起こすと失血性ショックとなる。術野からの止血は不可能で，血管内塞栓術を要する。

## 後療法

手術当日より寝返りは自由とし，褥瘡予防，肺炎予防，深部静脈血栓症（deep vein thrombosis；DVT）予防のため，積極的に体位変換を行う．痛みに応じて離床を進め，コルセットは3カ月装着させる．若年者では骨癒合が確認されれば6～12カ月で抜釘を行う．

### ピットフォール

**本法の限界**
- 腰椎破裂骨折は椎間板損傷であり，椎体が高度に粉砕し，椎間板組織が椎体内に迷入したものは骨癒合が阻害され腰痛が遺残する．まず，ダメージコントロールとして本法を急性期に行い，早期離床させてリハビリテーションを行う．術後のCT・MRI検査で骨折椎体の状況をみて，二期的に前方支柱再建が必要かどうかを検討する．

## 文献

1) 伊藤康夫, 越宗幸一郎, 菊地 剛, ほか. 胸腰椎破裂骨折に対する経皮的後方固定術の有用性. J Spine Res 2013；4：1249-57.
2) Ishii K, Shiono Y, Funao H, et al. A Novel Groove-Entry Technique for Inserting Thoracic Percutaneous Pedicle Screws. Clin Spine Surg 2017；30：57-64.
3) 篠原 光, 上野 豊, 小林俊介, ほか. 胸腰椎破裂骨折に対するmonoaxial PPS systemを用いた最小侵襲後方矯正固定術. 整外最小侵襲術誌 2014；72：37-43.

# 転移性脊椎腫瘍に対するMISt
## （最小侵襲脊椎安定術）

川崎医科大学整形外科学　中西一夫

## 適応病態

① 胸椎から腰椎における多発罹患の転移性脊椎腫瘍。
② 脊椎転移による椎体破壊で，腰背部痛・進行性の麻痺を認め，それに伴ってperformance status（PS）の低下のおそれがある患者。
③ 全身状態がよく，手術に耐えうる患者で，PSがよければ他のadjuvant therapyが可能な患者。
④ spine instability neoplastic score（SINS）が7点以上の脊椎の切迫不安定の患者[1]。
⑤ 予後予想は3カ月以上が望ましい。
⑥ 乳がんや前立腺がんのようなすべての椎体に転移が及んでいる場合や，主要臓器に転移がある場合には適応にならない。

**適応モデル**：68歳，男性。肺がん（図1）。T6/7・L2転移。肩甲骨・上腕骨・骨盤・大腿骨転移。主要臓器転移はなし。主訴：背部痛，下肢のしびれ，歩行障害。麻痺がありPSが低下してきている（Frankel分類：D，PS：2，徳橋スコア：7点，富田スコア：6点，片桐スコア：5点，新片桐スコア：6点）。SINSは9点。今後は分子標的薬やゾメタ®（ノバルティスファーマ社）が使用できれば，予後は半年～1年の期待ができる。

## 術前シミュレーション

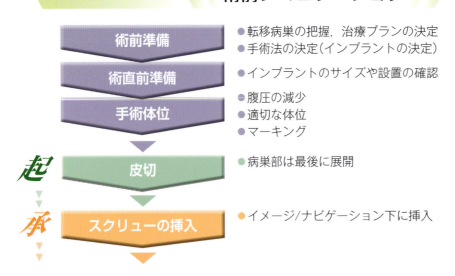

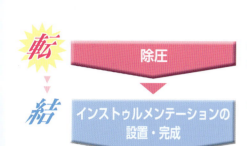

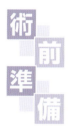

① 治療方針の決定：MRI・CT・骨シンチグラフィー，さらにはPET-CT検査にて原発巣の評価，転移の状態を基に治療方針を決定する。できれば原発腫瘍科および放射線治療科と相談し，治療の優先順位を決めるほうが望ましい。

② 脊椎不安定性の評価：脊椎の不安定性の評価にはSINS[2]（表1）および除圧の必要に関してはepidural spinal cord compression（ESCC）scale[3]（図2）を用いて評価する。

③ 手術法の決定：

- 治療方針として手術が決定したら，除圧の必要性および塞栓術の必要性の有無，固定範囲や使用するインプラントを決定する。
- 除圧が必要な場合には血管造影検査を行い，易出血性の腫瘍であれば塞栓術を行う。
- 現在，さまざまなインプラントがあり，用途に応じたインプラントの選択が手術をスムーズに行ううえで重要である。例えば，頚胸椎の固定では頚椎と胸椎の連結が可能な物，上位中位胸椎の固定であればスクリューヘッドが小さい物，骨粗鬆症の強い症例ではスクリューの効きのいいインプラントなどを選択する。

### 図1 手術の適応モデル

68歳，男性。肺がん。SINS 9点。
a：矢状断像（MRI）。T6の棘突起およびT7椎体，脊柱管内に腫瘍が及んでいる。
b：水平断像（CT）。溶骨型，T7の左の椎弓根に浸潤し椎体は圧潰している。

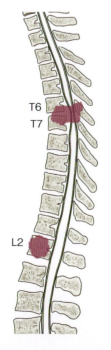
a：MRI

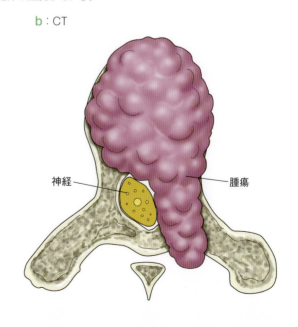
b：CT

- 固定範囲は基本的には上下2椎体(頭側2椎体，尾側2椎体)としているが，術前の画像にて固定する椎体の評価(挿入する椎体の椎弓根径や使用するスクリューの長さ，病巣の広がり，椎体内に微小転移がないか，骨脆弱性がないかなど)を行い，症例ごとに固定範囲を決定する。
- また術中透視，ナビゲーションやモニタリングの必要性の有無も確認する。

④術直前準備：
- 固定する範囲の椎体をそれぞれ評価し，その画像を貼り出して，術前に予定している固定範囲，使用するスクリューの径や長さなどをスタッフと打ち合わせする。当院ではホワイトボードを利用して，器械出し看護師が準備しやすく，また間違えないように表記している(図3)。

---

**Advice　治療方針の決定**

● がんに対する各種治療法は進歩し，効果も証明されてきている。以前であれば手術を優先するか，放射線治療を優先するかで議論が分かれていた。また放射線治療を優先すると化学療法の種類によっては同時に開始できないなどの制約もあるため，各種専門家の意見を基に最適な治療プランを決定する。

---

**Advice　脊椎不安定性の評価**

● 転移性脊椎腫瘍には造骨型，混合型，溶骨型が一般的であるが，最近，肺小細胞がん，肝細胞がん，胃がんなどで骨梁間型がみられることがある。骨梁間型の腫瘍はCTでは評価できず，MRIで評価しなければならないので注意を要する。CTだけでなくMRIでも評価することが重要である。

---

表1 spine instability neoplastic score(SINS)

2010年Fisherらによって提唱された。脊椎の不安定性に対して転移高位，type，痛みや破壊の程度などを点数化して評価する。6点以下が安定型，7〜12点が切迫不安定，13点以上が不安定としている。当院ではSINS 7点以上を検討症例としている。

| Location | | Radiographic spinal alignment | |
| --- | --- | --- | --- |
| Occiput-C2, C7-T2, T11-L1, L5-S1 | 3 | Subluxation/translation present | 4 |
| C3-C6, L2-L4 | 2 | De novo deformity (kyphosis/scoliosis) | 2 |
| T3-T10 | 1 | Normal alignment | 0 |
| S2-S5 | 0 | Vertebral body collapse | |
| Pain | | >50% collapse | 3 |
| Yes | 3 | <50% collapse | 2 |
| Occasional pain but not mechanical | 1 | No collapse with 50% body involved | 1 |
| Pain-free lesion | 0 | None of the above | 0 |
| Bone lesion | | Posterolateral involvement of spinal elements | |
| Lytic | 2 | Bilateral | 3 |
| Mixed (lytic/blastic) | 1 | Unilateral | 1 |
| Blastic | 0 | None of the above | 0 |

(文献2より)

## 図2 epiduaral spinal cord compression (ESCC) scale

2010年Bilskiらによって提唱された。MRI T2強調像で腫瘍の脊椎浸潤（ESCC）をgrade 0からgrade 3まで分類した。grade 3では除圧を検討する。

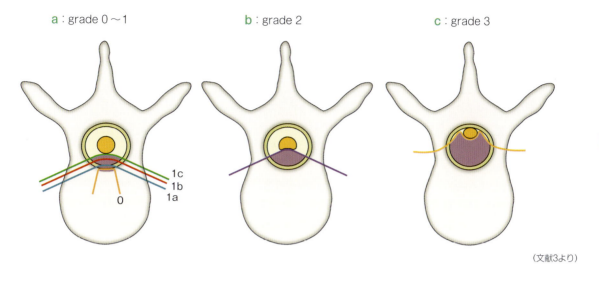

a：grade 0〜1　　b：grade 2　　c：grade 3

（文献3より）

## 図3 ホワイトボードの利用

タイムアウトの情報（名前，年齢，病名，手術法，予定手術時間，予定出血量）に加えて，固定する椎体におけるスクリューの予定サイズおよび実際に使用したサイズが記入できる。

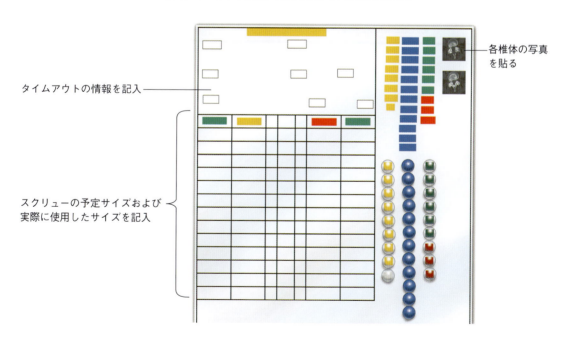

各椎体の写真を貼る
タイムアウトの情報を記入
スクリューの予定サイズおよび実際に使用したサイズを記入

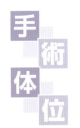

① 本術式は基本的に透視やナビゲーションを使用する手技にてJacksonテーブル（図4a）などの透視専用のベッドを使用したほうがよい。
② 中下位胸椎・腰椎病変の場合：腹臥位で腹圧を減らすようなフレームを使用する。
③ 頚椎から上位胸椎に手術が必要な場合：MAYFIELD®頭部固定装置（できれば透視専用）を使用し，頭部も固定する。

**Advice**
- 1〜2椎間の固定であれば基本的にはスクリュー挿入方向が床に対して垂直になるように調節するが（図4b），多椎体の固定ではベッドで調節するのが困難である。透視機器で調整するしかなく，ベッドは床に対して水平にしておく（図4c）。
- また，体位をとった時点で，透視で椎体や椎弓根がきれいに描出できるか2方向で確認し，マーキングしておく。このとき，各椎体ごとの透視機器の位置や角度を透視機器や床にマーキングしておくと，余計な被ばくを避けられる（図5）。

図4 手術体位

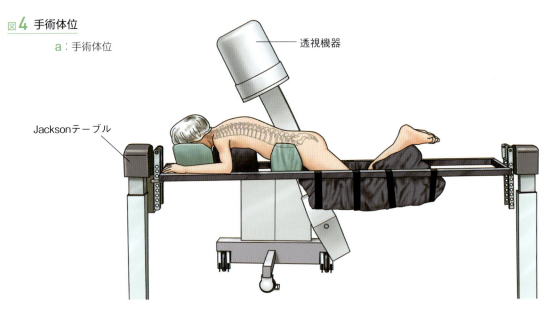

a：手術体位

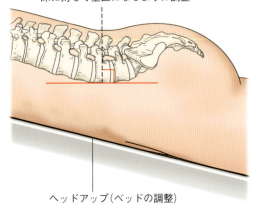

b：1〜2椎間の固定　　c：多椎間の固定

**図5** 床・透視機器へのマーキング

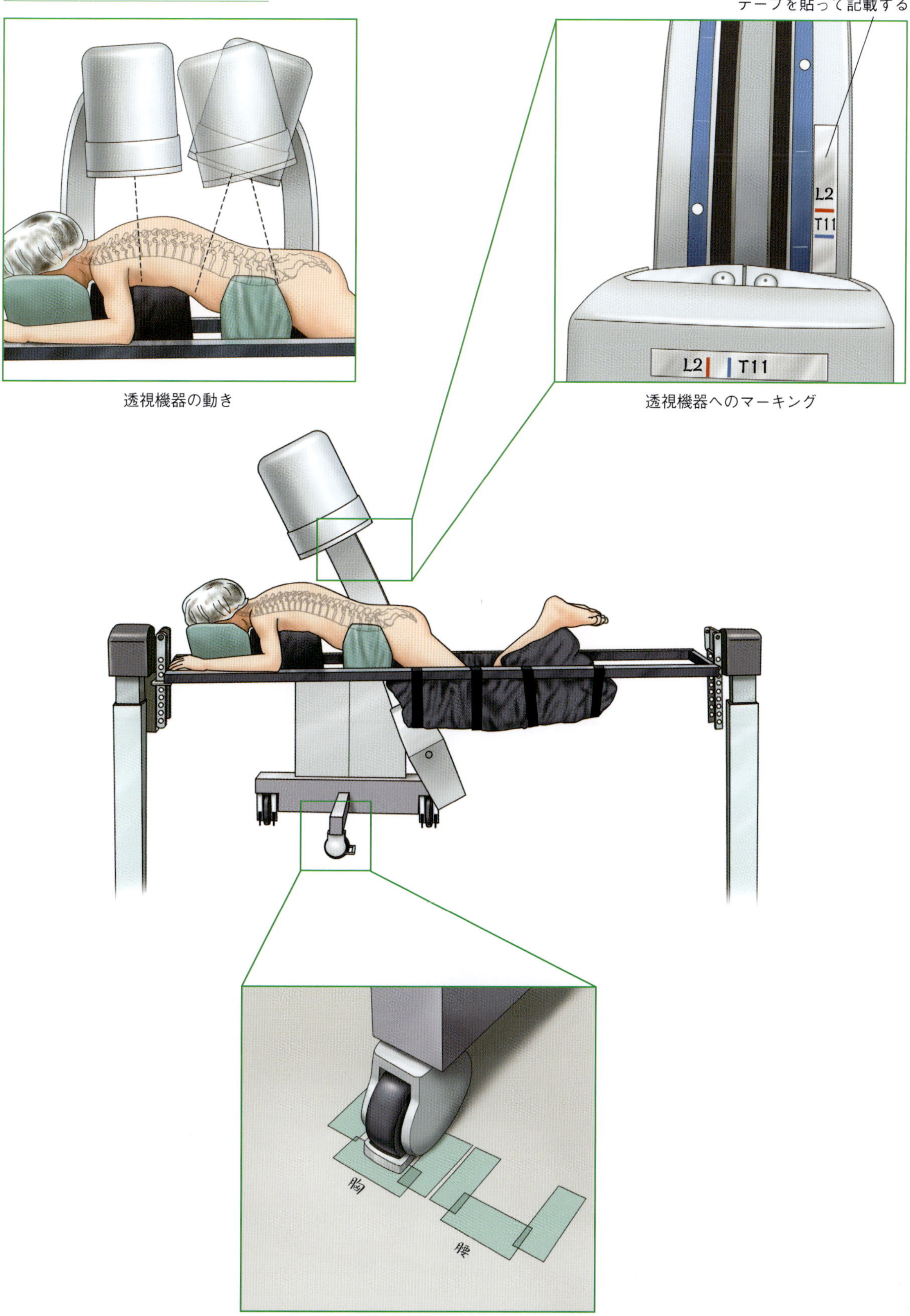

テープを貼って記載する

透視機器の動き

L2
T11

L2　T11

透視機器へのマーキング

胸

腰

床へのマーキング

転移性脊椎腫瘍に対するMISt（最小侵襲脊椎安定術）

175

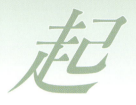

## 皮切

皮切

経皮的手術[最小侵襲手術(minimally invasive surgery；MIS)手技]に準じて，pedicle上に皮切を決定する．長い固定の場合には最頭・尾側端をそれぞれ縦皮切(どちらからでもロッドが挿入できるように)，それ以外は横皮切を用いている(図6)．筋膜は縦切開する．

**Advice**
- 上位胸椎や下位腰椎では，スクリュー間の距離が近接する場合には同一縦皮切で筋間アプローチにするほうが容易なこともある．
- ロッドでの筋膜のはさみ込みを防ぐため筋膜は十分切開しておく．
- 除圧が必要な場合はcontaminationの減少のため正中での別皮切にしている．

図6 皮切

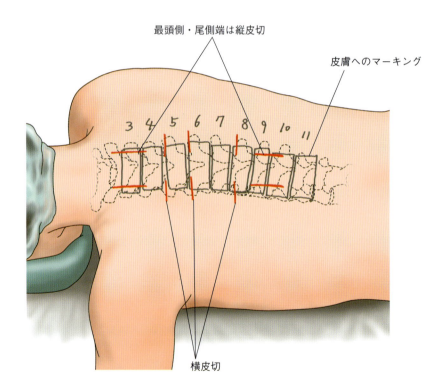

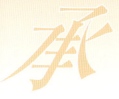

## スクリューの挿入

**スクリューの挿入**

　腰椎の経皮的椎弓根スクリュー（percutaneous pedicle screw；PPS）の挿入は，腰椎の最小侵襲脊椎安定術（minimally invasive spine stabilization；MISt）手技を参照していただきたい。ここでは胸椎のPPSについて解説する。胸椎の椎弓根スクリュー（pedicle screw；PS）はオープンの手技であれば図7のように確立している[4]。

　しかし，MIS手技での経皮的挿入には工夫を要する。以下の問題点があり，胸椎は腰椎と違い，挿入が困難なので注意を要する[5]。

### ◆挿入点の問題

　挿入点がわかりにくい。術前にCTで椎弓根や椎弓の形状をチェックし，フィンガーナビゲーションおよび透視にて確認し挿入する（後述図10）。

**Advice**
- 挿入点はなるべく三次元的な配列に留意しないと，後でロッドを挿入するときに苦労する（図8）。術前に十分計画してそれになるべく忠実に実践することが重要である。

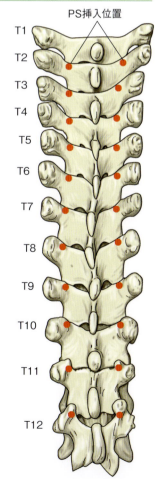

図7　胸椎のPS挿入位置（オープン）

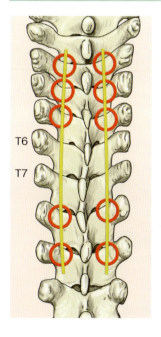
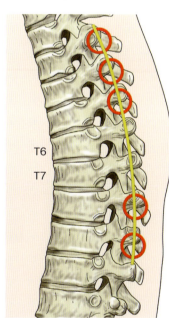

図8　ロッドの挿入を考慮したスクリューの挿入位置のイメージ

転移性脊椎腫瘍に対するMISt（最小侵襲脊椎安定術）

◆ **挿入時の問題**

　横突起が背側にせり出しており，刺入時に脊柱管方向に滑り落ちやすい（図9a）。図9bに示すように最初は椎弓に垂直に刺入し，途中より方向を変えたり，ニードルを片刃に変更すると刺入しやすい。ナビゲーション使用時にはNav PAKニードル（日本メドトロニック社）はMIS手技に適応しており，ニードルを打ち込む操作でナビゲーションのずれが生じにくい（図10）。

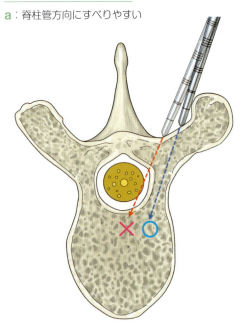
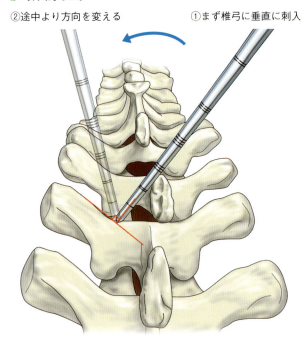

図9　スクリューの挿入法
a：脊柱管方向にすべりやすい
b：挿入時のコツ
②途中より方向を変える
①まず椎弓に垂直に刺入

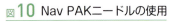
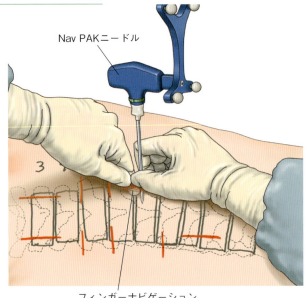

図10　Nav PAKニードルの使用

Nav PAKニードル

フィンガーナビゲーション

### ◆スクリュー設置時の問題

　横突起にスクリューヘッドが乗るような形になり，スクリューの効きが弱くなり，またhigh profileになりやすい。

　オープンの手技であれば挿入部付近の椎弓を削ることが可能であるが，MIS手技では難しい。high profileになり図11に示すようにスクリューの方向がまちまちになってしまい，ロッド挿入が困難になる。

　当院では作製したリーマーを使用し，ガイドワイヤー越しに横突起を削っている（図12）。また，ヘッドの小さいスクリューを使用したり，挿入点そのものを変更するのも有用である（groove entry technique[6]）。

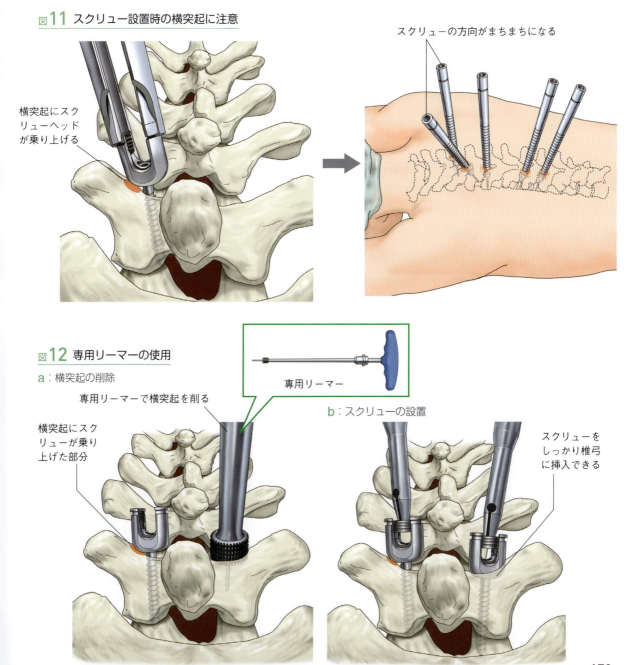

図11 スクリュー設置時の横突起に注意

図12 専用リーマーの使用
a：横突起の削除
b：スクリューの設置

転移性脊椎腫瘍に対するMISt（最小侵襲脊椎安定術）

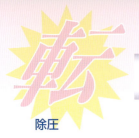

## 除圧

正中での別切開で除圧を行う。傍脊柱筋の展開は，傍脊柱筋内を通るロッドがみえないように必要最低限にする（図13）。上・中位胸椎の病変では，椎弓根間が狭く展開が困難になるので，ロッドを片側もしくは，最後にロッドを挿入するようにする。

**Advice**
- 本手技は脊柱支持性の再建が一番の目的である。脊柱管内の腫瘍は全身状態，出血量や手術時間を考えて可及的に除去し，除圧を行っている。このときにcontaminationの減少のためロッドがみえないように展開する。
- 除圧時にはcontaminationを防ぐため，創をいったん閉創したり，ドレープをかけたりしている。

除圧は生検を兼ねており，診断や化学療法の選択のためにも病理に提出する。
キューサー（CUSA：超音波外科用吸引装置）を用いると腫瘍の除去が容易である。また，腫瘍や骨などの出血にはフロシール（Baxter社）が有用である。
止血ができたことを確認し創を閉鎖する。ドレーンは留置しておく。

**Advice　硬膜外血腫予防**
- 除圧した場合には血腫予防が重要であり，術中の止血および術後のドレーン管理が重要である。除圧部の創が大きい場合にはドレーンを2本留置している。術中に易出血性であったものが，術後ドレーンであまり吸引されておらず，創部より出血しガーゼを汚染するような場合はドレーンがうまく機能していない場合が多く，血腫のリスクが高いので注意を要する。ドレーン内の血液が管内で分離し，出血が少なくなったと判断したらドレーンを抜去する。

図13　除圧時の展開

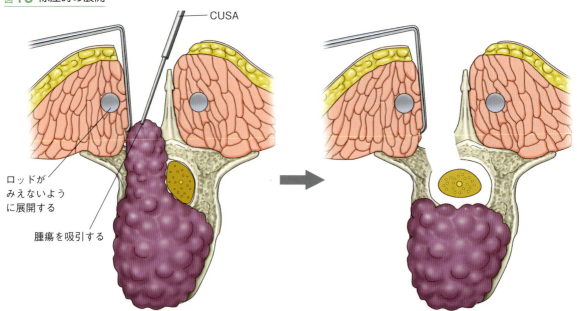

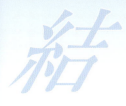

## インストゥルメンテーションの設置・完成

インストゥルメンテーションの設置・完成〜創閉鎖

**Advice**
- 除圧で使用した器械は取り替えてから固定に移る(contaminationの減少のため)。

ロッドを経皮的に挿入し固定後,最終締結しインストゥルメンテーションを完成する(図14)。ロッドの挿入はロッドが長くなれば長くなるだけ経皮的に挿入することが困難になる。

**Advice** ロッドを容易に通す方法
①スクリューの設置(並び)に気を付ける。
②皮膚の頭・尾側の切開を縦切開とする(片方からの挿入が困難な場合には反対側より挿入が可能)。
③rod rotation technique(図15),switch back technique[7]を使用する。

### 図14 インストゥルメンテーションの完成

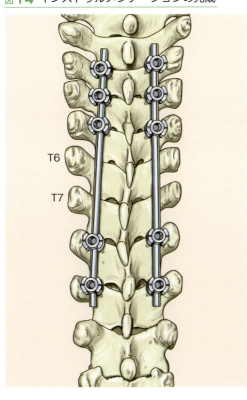
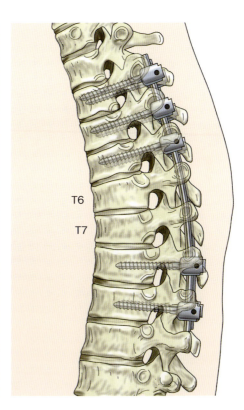

図 15 rod rotation technique

a：ロッド挿入のイメージ

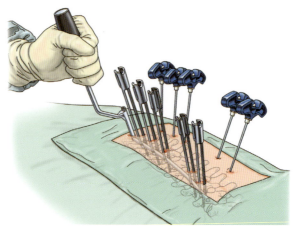

b：rod rotation technique の手技

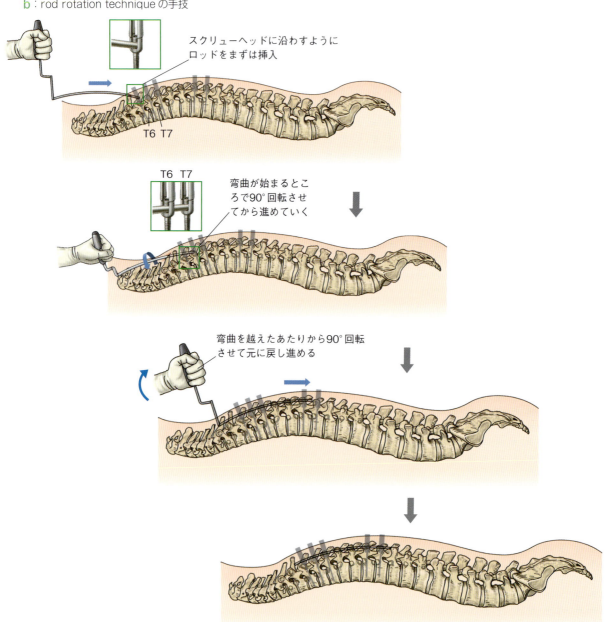

スクリューヘッドに沿わすように
ロッドをまずは挿入

弯曲が始まるところで90°回転させてから進めていく

弯曲を越えたあたりから90°回転させて元に戻し進める

## 創閉鎖

最後に，筋膜および皮下・皮膚をきちんと縫合する．これによって術後放射線治療をした場合の皮膚トラブル予防にもつながる．

**Advice**
- 筋膜を縫合する前にロッドが筋膜の下を通っていることを確認する．

①コルセットを装着し，痛みに応じて離床を開始する．
②特に，がん患者で術前に麻薬を使用していた患者は疼痛閾値が低下しているので，低侵襲の経皮的手術であっても強い痛みを感じることが多い．麻酔科医および主治医と相談し，周術期の疼痛管理をきちんと行ったほうがよい．当院では術後平均2日目より離床ができている．

**Advice**
- あまりに痛みが強い場合には，筋膜ごと筋肉をロッドがはさみこんでいる可能性があるので注意を要する．創を展開し確認することを勧める（筋肉や軟部組織の壊死をまねく）．

---

**文献**

1) 中西一夫, 長谷川　徹. 転移性脊椎腫瘍に対するリエゾン治療. J Spine Res 2017；8：1552-8.
2) Fisher CG, DiPaola CP, Ryken TC, et al. A novel classification system for spinal instability in neoplastic disease：an evidence-based approach and expert consensus from the Spine Oncology Study Group. Spine（Phila Pa 1976）2010；35：E1221-9.
3) Bilski MH, Laufer I, Fourney DR, et al. Reliability analysis of the epidural spinal cord compression scale. J Neurosurg Spine 2010；13：324-8.
4) Chung KJ, Suh SW, Desai S, et al. Ideal entry point for the thoracic pedicle screw during the free hand technique. Int Orthop 2008；32：657-62.
5) 中西一夫, 長谷川　徹. PPS刺入法（アドバンス編）胸椎・胸腰椎移行部への刺入のコツ－胸椎PPS法の応用. MISt手技における経皮的椎弓根スクリュー法－基礎と臨床応用. 日本MISt研究会監, 星野雅洋ほか編. 東京：三輪書店；2015. p51-5.
6) Ishii K, Shiono Y, Funao H, et al. A Novel Groove-Entry Technique for Inserting Thoracic Percutaneous Pedicle Screws. Clin Spine Surg 2017；30：57-64.
7) 篠原　光, 曽雌　茂. 経皮的椎弓根スクリューシステムを使用した最小侵襲後方多椎間固定－MIS-long fixation technique. 脊椎脊髄ジャーナル 2014；27：81-9.

# 環軸椎亜脱臼に対する後方固定術

名古屋市立大学大学院医学研究科整形外科　水谷　潤

## 適応病態

①環軸椎亜脱臼
②歯突起骨，歯突起後方偽腫瘍
③環椎骨折，軸椎骨折などの外傷
④脊椎腫瘍
　　など

## 術前シミュレーション

|  |  |
|---|---|
| 術前準備 | ●造影CTを用いた画像評価 |
| 手術体位 | ●適切なポジショニング<br>●透視装置をきちんと設置する<br>●ある程度の整復操作を行い，回旋も確認する |
| 腸骨採取 | ●3×4cm程度の半層骨と海綿骨を採取し閉創 |
| 皮切 | ●後頭骨下縁からC2下縁までの皮切 |
| 環軸椎の展開 | ●解剖学的特殊性に注意して展開 |
| スクリュー挿入 | ●軸椎椎弓根スクリュー，ラミナスクリューあるいはその組み合わせ<br>●環椎外側塊スクリュー（Tan法，後弓に髄腔がなければGoel法もしくはnotch technique）<br>●正確な側面透視 |
| 整復操作とインプラント締結 | ●デバイスを用いた整復操作（環椎を持ち上げて亜脱臼を整復） |
| 骨移植，オーバーヘッドコネクター締結 | ●décorticationを十分行い，移植骨を環軸椎間にon-layする<br>●オーバーヘッドコネクターを締結する |
| ドレーン留置と閉創 | ●ドレーンを1本留置する |

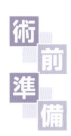

## 術前準備

① 単純X線，造影CTを用いて，画像評価を行う。
② 垂直性脱臼の有無，非整復性か整復性か，回旋変形の有無，環椎後弓に髄腔があるか否か，椎骨動脈の走行異常の有無，環軸関節の破壊の程度，などを評価する。

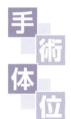

## 手術体位

① 腹臥位でMAYFIELD®型頭蓋3点固定器を使用して，ヘッドアップ約30°とする。術者，助手，看護師は頭側に立つ（図1, 2）。側面透視がみられるようにCアームは腹側から回して，その位置でドレーピングできるようにする。腸骨採取時は左殿部から骨採取できる立ち位置を確保しておく。麻酔器の位置などは術前計画段階でしっかり麻酔医と相談しておく。
② 透視下にMAYFIELD®型頭蓋3点固定器を把持しながらある程度の整復操作を行うが，スクリュー挿入後に整復できるので，術前のこの段階での完全な整復は不要である。
③ 整復操作は，flexion, extensionとともに，extrusion, protrusion（顎引き，顎出し）の方向も行うことが大切である（図2）。
④ 術中スクリュー挿入には正確な側面透視が重要であるので，完全に正確な側面像が得られるかこの段階でしっかり確認しておく（図1）。環軸椎は回旋に大きく寄与するので，亜脱臼だけでなく回旋偏位も存在することが多い。従って矢状面のみならず，微妙な回旋にも注意し，外側塊後面が重なるようにする。術前CTでの検討では環軸椎は平均約5°回旋している[1]（図3）。

**Advice**
- 著者が術者として頭側に立つことを好む理由は，頭側に位置すると左右とも対称的にみることができるからである。

図1 手術体位

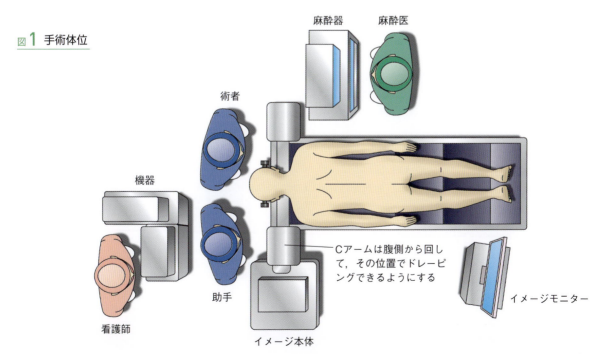

環軸椎亜脱臼に対する後方固定術

図2 整復操作

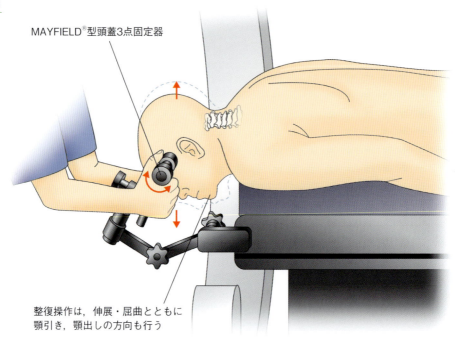

MAYFIELD®型頭蓋3点固定器

整復操作は，伸展・屈曲とともに顎引き，顎出しの方向も行う

図3 術前CTによる環軸椎回旋角

環軸椎は平均約5°回旋している[1]。

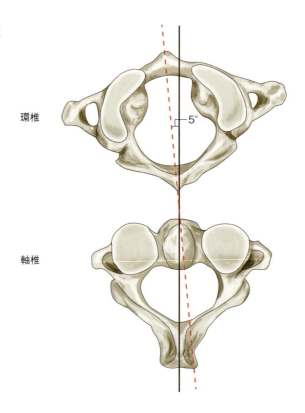

環椎

軸椎

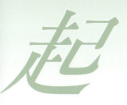

## 腸骨採取

腸骨採取〜
環軸椎の展開

まず，腸骨から型通りの方法で，3×4cm程度の半層骨を採取するとともに，海綿骨を採取する。洗浄，骨ろうを使用し，止血を行い閉創する。

**Advice**
- 著者は，採骨部にはβ-TCPなどのブロックと，さらに細かな空隙には顆粒を充填している。

## 皮切

慣れれば，後頭骨を展開せず大後頭孔からC2棘突起までの展開でインストゥルメンテーションを完遂できるが，慣れないうちは後頭頚椎固定と同様に後頭骨から軸椎まで展開する(図4)。

**Advice**
- 頚半棘筋付着部は剥離する必要はない(図5)。

環軸椎亜脱臼に対する後方固定術

図4 皮切

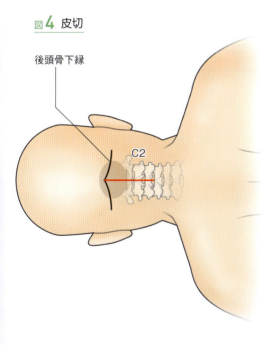

後頭骨下縁

図5 環軸椎までの展開

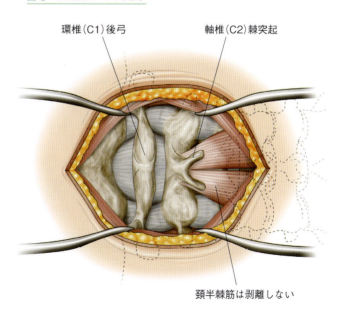

環椎(C1)後弓　　軸椎(C2)棘突起

頚半棘筋は剥離しない

187

## 環軸椎の展開（図6）

> **Advice** 環軸椎の解剖学的特殊性
> ● 環軸椎の間は解剖学的に非常に特殊であり，環椎外側塊後面にC2神経根が横たわり，その神経根を包み込むように静脈叢が発達している（図6）。
> ● 環軸椎の間は黄色靱帯は存在せず，環軸間膜が存在している（図7）。

　通常，環軸間膜は環椎部も軸椎部も中央に固く付着しており，その中央部をまず電気メスで剥離し（図7a），そこから外側へ骨の付着部を電気メスあるいはバイポーラで丁寧に凝固しつつ，メッツェンバウム剪刀やシャープな剥離子を用いて剥離し外側方向へ展開していく。腹側での間膜付着部も同様に，正中で剥離した後，摂子で間膜を把持し，環椎後弓付着部，軸椎椎弓付着部を前述のように剥離していくと，外側に存在する静脈叢を損傷することなく間膜に包み込むように展開でき，静脈叢からの出血を極力少なくできる（図7b）。

　静脈叢から出血した場合にはバイポーラ先端を閉じずに開けたまま止血を行うとよいが，深追いは出血を助長させるだけであり，その場合は止血綿をパッキングし圧迫止血する。

　片側で出血が生じたらパッキングして圧迫したまま，対側の操作に移ると手術時間の短縮となる。著者は初期症例において静脈叢から2,000g以上出血したことがある。

### 図6 環軸椎の解剖学的特殊性

外側塊背側にはC2神経根があり，それを包み込むように静脈叢が存在している。

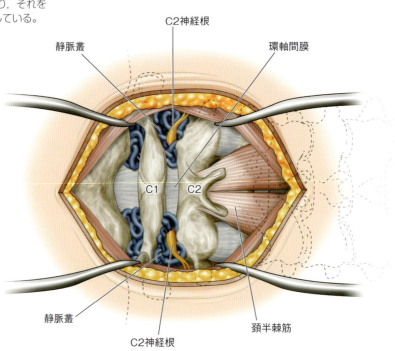

## 図7 環軸椎の展開

a：環軸間膜中央部の剥離

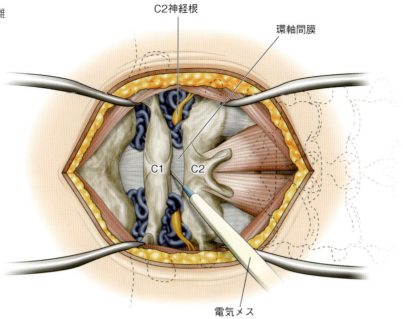

b：外側方向への展開

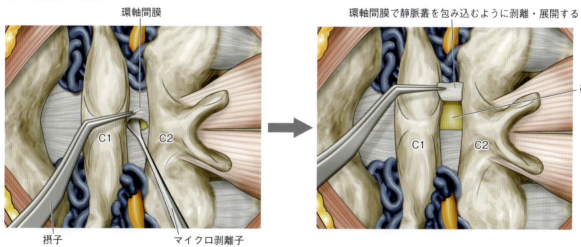

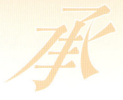

## 軸椎椎弓根スクリューの挿入

**スクリュー挿入**　軸椎椎弓根内縁をペンフィールドや神経べらで触知し，内縁の位置を確認する（図8）。椎弓上縁から数mm尾側，確認した内縁の数mm外側が通常挿入点となる（図8）。
　エントリーポイントを3mm径ハイスピードドリルで作製し（図9），プローブ，必要に応じてタップ，スクリューを挿入する（図10）。

図8 軸椎椎弓根内縁の触知

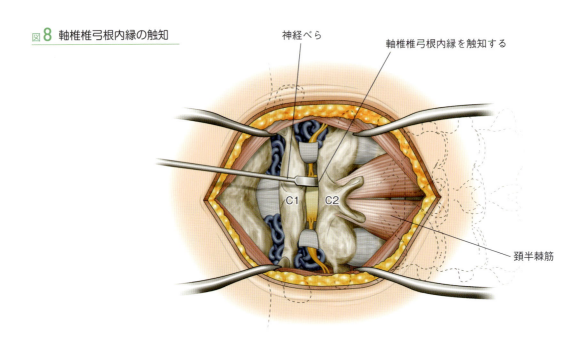

図9 エントリーポイントの作製

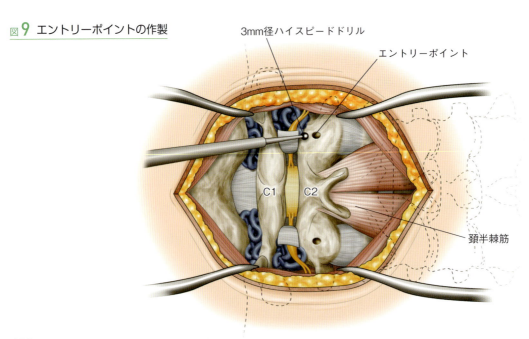

> **Advice**
> ● 神経べらでの椎弓根内縁触知が大切である。また、エントリーポイント作製後も適宜内縁を触知することで、挿入点からの内振り角度が確認できる。

椎弓根スクリュー挿入が困難な場合、ラミナスクリューなどと併用して環軸椎固定術を完遂する[2,3]。

high-riding VA（vertebral artery；椎骨動脈）などの椎骨動脈走行異常の有無を詳細にチェックしておく。椎弓根スクリュー刺入の可否の評価は、造影CTでの冠状断像がよい（図11）。

図10 軸椎椎弓根スクリューの挿入

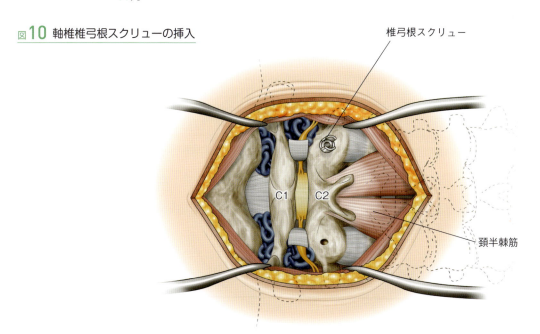

図11 造影CT冠状断像による椎骨動脈の走行の確認

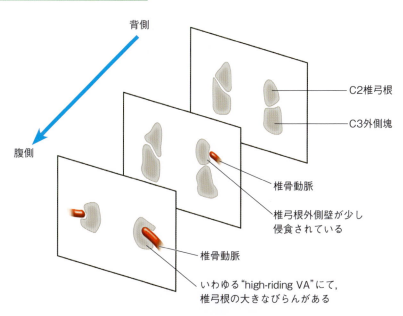

# 環椎外側塊スクリューの挿入

### 後弓挿入法(Tan法)

　後弓が太く後弓からスクリューを挿入できる場合，Tan法で挿入する[4]。展開した後弓の尾側から後弓の内縁を触知する。通常3.5mm径のスクリューを挿入することになるため，内縁から数mm外側かつ正確な側面透視の下，髄腔の延長線上がエントリーポイントとなる。

　次に，後弓の頭側でペンフィールドにて椎骨動脈をプロテクトする(図12)。挿入点を決定したら，2mm径のハイスピードドリルで慎重に髄腔を掘削していく(図13)。

　外傷，若年者など非常に骨質が良好で硬くスクリュー挿入が困難な場合，エアードリルでの慎重な掘削の後，さらにインストゥルメント付属の手回しドリルとタップを使用するが，関節リウマチや高齢者ではドリルが外側塊まで到達したら，エントリーポイント付近のみタップを切るだけでスクリュー挿入を行えばよい(図14)。

> **Advice**
> - 後弓が外側塊に移行するところで少し硬くなるので，外側塊に入るところまで掘削することが大事である。
> - ゆっくりとドリリングすることが逸脱を防ぐために重要である。決して削り急いではいけない。ゆっくりドリリングするには，エアードリルをフットスイッチとして車をゆっくりと発進させるようなペダル使いをするとよい。

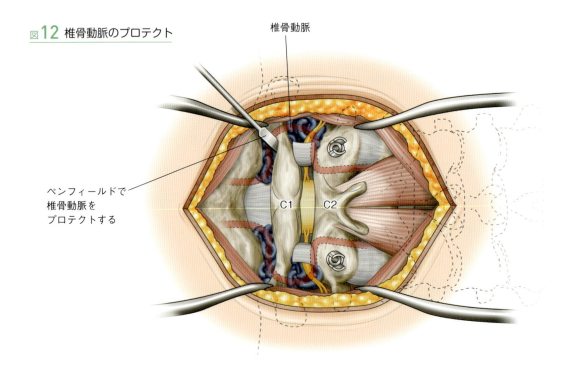

図12 椎骨動脈のプロテクト

後弓の軸に平行にゆっくり掘削する．矢状面方向は鉛直線上に掘り進む．ここでの焦りは軸の逸脱に直結する．頭側逸脱は椎骨動脈損傷の可能性があり，絶対してはならない．もし逸脱したら尾側へ方向を変えるか，notch techniqueに変更し外側塊直接挿入とする．尾側逸脱は静脈叢から出血するが，慌てない．必ず止血剤のパッキングで止血しうる．

### 図13 ハイスピードドリルによる髄腔の掘削（Tan法）

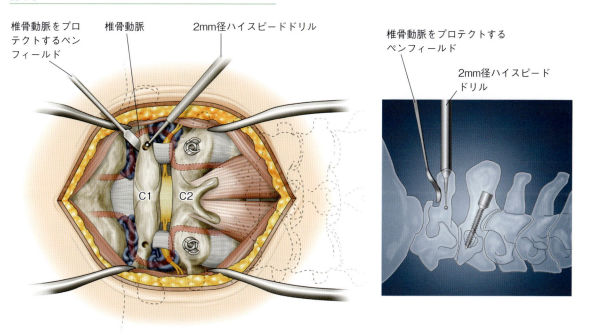

### 図14 スクリュー挿入の終了

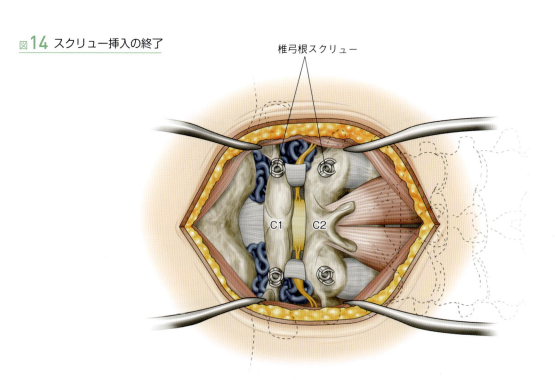

### 外側塊直接挿入法（Goel法）

後弓挿入が解剖学的に不可能な場合，外側塊直接挿入法を選択する[5,6]（図15）。外側塊直接挿入法もnotch technique[7]もスクリューそのものは外側塊に直接挿入するテクニックである。

外側塊直接挿入法に比べてnotch techniqueは出血が少ない（図16a）。具体的にはnotch techniqueでは，後弓の尾側面を徐々に腹側に掘削していくことにより，外側塊背側の静脈叢を損傷することなく，後弓基部と外側塊移行部からスクリュー挿入を行うものである（図16b）。静脈叢から出血した場合には止血綿でパッキングと圧迫をしつつ上記操作を行う。

Tan法では後弓に挿入され，同部は椎弓根様であり，uni-corticalでもきわめて強固な挿入となるが，外側塊直接挿入法は有効スクリュー長が短いため，骨質が悪い場合にはbi-corticalが望ましい（図17）。その場合10°内振りすれば，理論的には内頚動脈損傷は生じない[1]。

また，下孔作製まではしっかり外側塊にホールが作製できていても，スクリュー挿入の際に内側へ逸脱してスクリューが脊柱管内に逸脱することがある（図18）。静脈叢出血の止血に難渋した場合に生じやすい。これを防ぐには，キャニュレイテッドスクリューが使用できるシステムがよい。

> **Advice**
> - 外側塊直接挿入法では，C2神経根を切断すると外側塊の視野は格段によくなる。GoelはC2神経根を切離することを推奨している。強度ADL障害は報告されていないものの，著者は腫瘍切除などではない変性疾患や外傷に起因する疾患では，C2神経根はできる限り温存すべきと考えている。

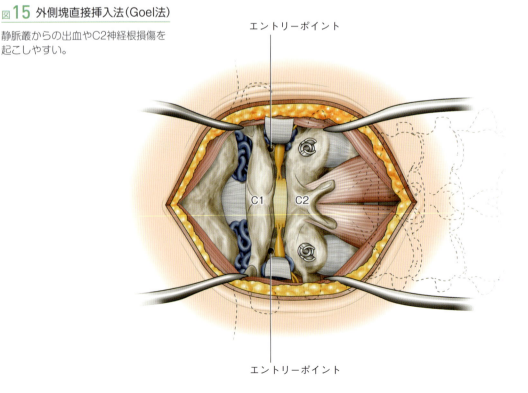

**図15 外側塊直接挿入法（Goel法）**
静脈叢からの出血やC2神経根損傷を起こしやすい。

## 図16 移行部挿入法(notch technique)

C2神経根に対する安全性も高く,少ない出血量で済む。

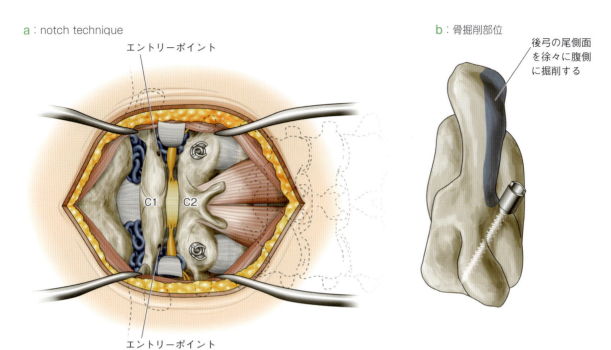

a : notch technique
b : 骨掘削部位

## 図17 有効スクリュー長の違い

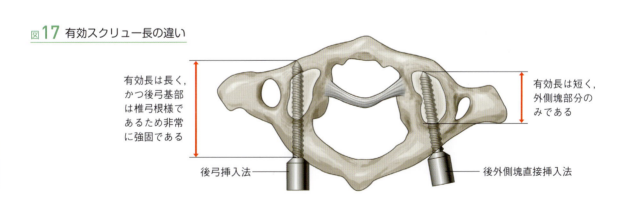

## 図18 両側内側逸脱症

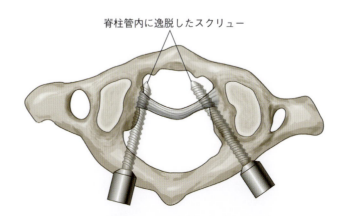

**整復操作とインプラント締結～骨移植，オーバーヘッドコネクター締結**

## 整復操作とインプラント締結

まず環椎のスクリューヘッドに対して少しロッドが浮くように軸椎スクリューを締結する。その後，使用しているインプラント付属のリデューサーを用いて環椎スクリューにロッドを締結することで，環椎が持ち上がり亜脱臼が整復される（図19）。環軸椎の回旋整復は軸椎棘突起を正中方向へ押すことで整復される。

## 骨移植，オーバーヘッドコネクター締結

環椎，軸椎それぞれdécorticationを海綿骨が露出するまで十分に行う。あらかじめ採骨した腸骨は，環軸椎の大きさに合わせてブロック状にトリミングし，余った外板と海綿骨をmorselizeする（図20a）。まずmorselized boneを硬膜上，また外側に敷き詰める（図20b）。その後ブロック骨を環軸椎間にon-layする（図20c）。さらに環椎，軸椎，移植骨の隙間と外側，背側にmorselized boneを十分に充填する（図20d）。フィブリン糊スプレー後，再度十分洗浄し，現在どのメーカーのインプラントも上市しているオーバーヘッドコネクターを締結し，最終締結して手術完了である（図21）。

十分décorticationすることは大切だが，頚半棘筋を温存しているため棘突起基部をやりすぎると，術後筋肉の作用で棘突起骨折が生じることがある。また最初のmorselized bone硬膜上留置に起因するトラブルは経験していない。

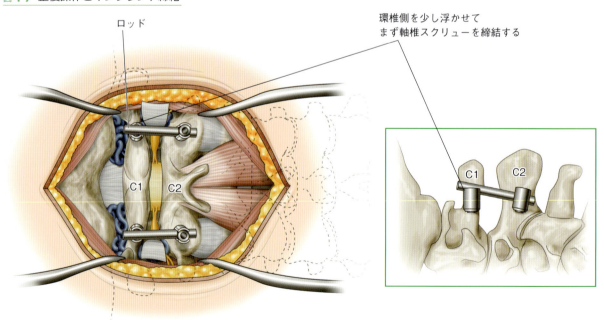

図19 整復操作とインプラント締結

> **Advice**
> ● オーバーヘッドコネクターを用いると早期に骨癒合が得られる[8]。

### 図20 骨移植

a：décortication

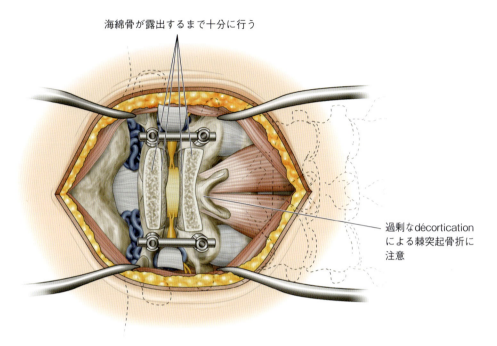

海綿骨が露出するまで十分に行う

過剰なdécorticationによる棘突起骨折に注意

b：硬膜上に morselized bone を敷き詰める

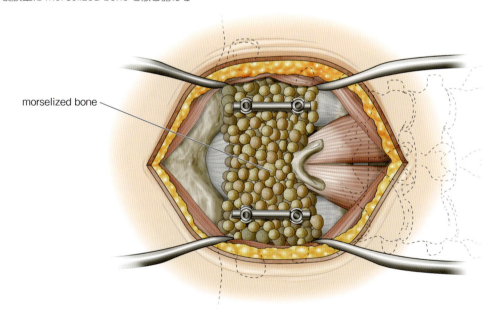

morselized bone

環軸椎亜脱臼に対する後方固定術

図20 骨移植（つづき）

c：移植骨のトリミング

d：on-lay graft

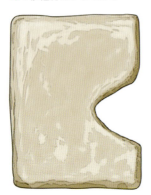
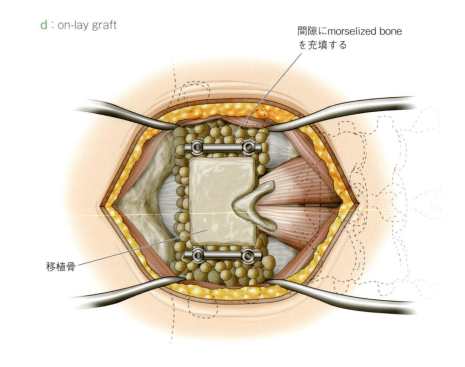

間隙にmorselized bone を充填する

移植骨

図21 オーバーヘッドコネクター最終締結後

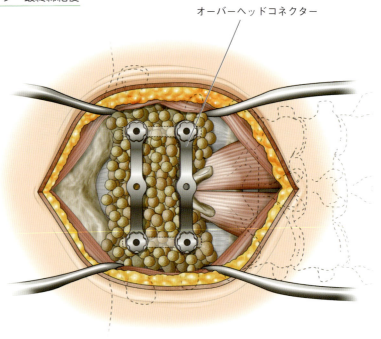

オーバーヘッドコネクター

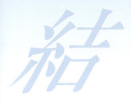

## ドレーン留置と閉創

**ドレーン留置と閉創**

ドレーンを1本留置し，筋膜，皮下，皮膚を縫合して手術終了する。

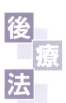

①ドレーンが抜去されたら歩行可能である。
②後療法は原則3カ月カラーを装着する。

文献

1) Murakami S, Mizutani J, Fukuoka M, et al. Relationship between screw trajectory of C1 lateral mass screw and internal carotid artery. Spine (Phila Pa 1976) 2008；33：2581-5.
2) Wright NM. Posterior C2 fixation using bilateral, crossing C2 laminar screws：case series and technical note. J Spinal Disord Tech 2004；17：158-62.
3) Matsubara T, Mizutani J, Fukuoka M, et al. Safe atlantoaxial fixation using a laminar screw (intralaminar screw) in a patient with unilateral occlusion of vertebral artery：case report. Spine (Phila Pa 1976) 2007；32：E30-3.
4) Tan M, Wang H, Wang Y, et al. Morphometric evaluation of screw fixation in atlas via posterior arch and lateral mass. Spine (Phila Pa 1976) 2003；28：888-95.
5) Goel A, Laheri V. Plate and screw fixation for atlanto-axial subluxation. Acta Neurochir (Wien) 1994；129：47-53.
6) Harms J, Melcher RP. Posterior C1-C2 fusion with polyaxial screw and rod fixation. Spine (Phila Pa 1976) 2001；26：2467-71.
7) Lee MJ, Cassinelli E, Riew KD. The feasibility of inserting atlas lateral mass screws via the posterior arch. Spine (Phila Pa 1976) 2006；31：2798-801.
8) Mizutani J, Inada A, Kato K, et al. Advantages of an on-the-screwhead crosslink connector for atlantoaxial fixation using the Goel/Harms technique. J Clin Neurosci 2018；50：183-9.

# XLIF® (eXtreme Lateral Interbody Fusion)

杏林大学医学部整形外科　**細金直文**

## 適応病態

①不安定性を有する腰椎変性疾患

②腰椎椎間孔狭窄

③固定を要する再手術症例

④腰椎椎間板症

⑤腰椎部に主病変を有する成人脊柱変形

ただし，いずれの場合もL5/S1は適応外である。

## 術前シミュレーション

| 術前準備 | <術前> |
|---|---|
| | ● 予想される合併症など十分な説明 |
| | ● 手術台，透視装置の確認 |
| | ● 腹部手術歴の確認 |
| | ● XLIF®施行高位，進入側の決定 |
| | <当日> |
| | ● 神経モニタリング装置の設置 |

**術前準備**
- ＜術前＞
  - 予想される合併症など十分な説明
  - 手術台，透視装置の確認
  - 腹部手術歴の確認
  - XLIF®施行高位，進入側の決定
- ＜当日＞
  - 神経モニタリング装置の設置

**手術体位**
- テープによる確実な体幹の固定
- 透視装置で正確な正・側面像が得られるよう手術台の調整

**起　採骨**
- 必要に応じて骨髄液も採取

**後腹膜腔の展開**
- 腹壁は1層ずつ鈍的に展開
- 大腰筋を直視下に確認

**承　ダイレーターの挿入**
- 神経をモニタリングしながら側面像で椎間板後方1/3付近を目標にする

**開創器の設置**
- シムによる開創器の固定
- 開創器は椎間に平行となるように設置

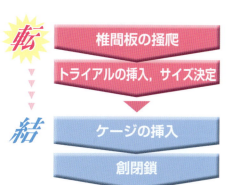

- 椎間板の掻爬
  - 透視正面像を確認しながら骨性終板損傷に留意
  - 対側の神経・血管にも注意
- トライアルの挿入，サイズ決定
- ケージの挿入
  - スライダーを使用して終板損傷などに注意し，最後まで慎重に
- 創閉鎖

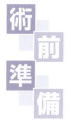

本術式を安全に施行するためには術前計画が非常に重要である。

① 本術式の特徴を理解し，予想される合併症を事前に説明しておく。特に進入側の腸骨下腹神経，腸骨鼠径神経，陰部大腿神経の障害による鼠径部から大腿部の知覚障害，大腿神経障害による股関節，膝関節の運動障害や知覚障害，大腰筋のsplitによる股関節の屈曲障害が生じる可能性があることを説明しておく。多くの場合は一過性である[2]。まれに終板の突出や外側ヘルニアなどにより対側の神経障害が生じることもある[3]。

② 初めてXLIF®を行う場合は，事前に手術台と透視装置の確認を行うことが望ましい。X線透過性の手術台を用いてジャックナイフ位としhead up/downなどを行った状態で，手術台の支柱と透視装置が干渉せずに透視可能か確認をしておく（図1）。

③ 大きな腹部，後腹膜，骨盤臓器や大血管などの手術歴の有無や過去の手術創の位置を確認する。本術式の皮切予定部位近傍にこれらの手術痕がある場合は，癒着などの可能性があるため適応に注意が必要である。

④ 画像（単純X線像，MRI，CT）からXLIF®施行高位を決定し，進入側を決定する。その際，考慮すべき要素として以下が挙げられる。

図1 手術台の確認

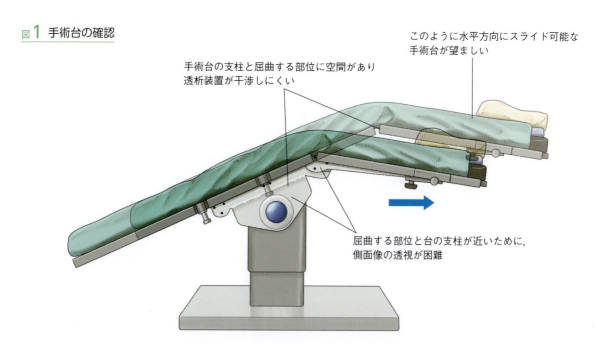

**腸骨翼・肋骨と椎間の位置関係**：L4/5を行う場合に腸骨翼と干渉せずに椎間に到達可能であるか，単純X線正・側面像で確認する．また上位腰椎を行う場合は肋骨との位置関係を確認する．
**大腰筋の形状**：rising psoasの場合，腰神経叢も前方にシフトしている可能性があり，ケージを挿入するための前後幅を十分に確保できない可能性がある．特に後弯変形や移行椎がある例では，rising psoasなどの大腰筋の形状に注意が必要である（図2a）．
**血管の形状・位置**：大動脈や下大静脈をはじめとした血管系が進入経路に近接していないか確認する．特に側弯変形に伴い椎体の回旋がある場合，椎体と血管の位置関係が通常と異なることがあることを念頭に置く（図2b）．また術中に対側線維輪まで解離する場合は，進入側だけでなく対側の血管の位置も術前に把握しておくことが重要である（図2c）．

上記をXLIF®施行予定の各椎間で検討し安全性を十分に考慮のうえ，総合的に進入側を判断する．どちらからでも進入可能な場合は原則，左進入とする．側弯変形を伴う場合，一般的には凹側のほうがL4/5と腸骨翼が干渉せずに1つの皮切から多椎間にXLIF®を行うことが可能であることが多い（図3）．

⑤進入側決定後，皮膚から大腰筋までの間に腸管や腎臓が干渉する可能性があるかどうかを確認する．可能であれば術前に腹部全体CTを撮影するとよい．特に痩せた高齢女性では腸管が大腰筋の後方まで進展していることがある（図4）．

⑥神経モニタリング装置の設置．事前に麻酔科医に神経モニタリングを行うことを伝えておく．

### 図2 MRI横断面像

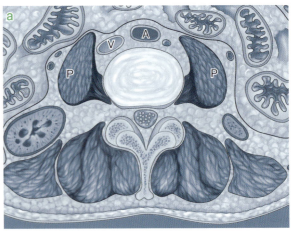

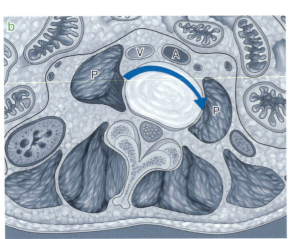

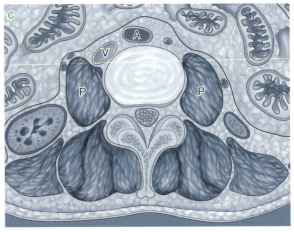

**a**：rising psoasの一例．このような症例では経大腰筋アプローチによるXLIF®は困難である．
**b**：椎体の回旋を伴う場合，大腰筋（P）の形状に左右差が生じ，神経叢の位置も左右で異なる可能性がある．また椎体に対する血管系の位置も変化することに留意する．
**c**：対側線維輪を解離する場合，対側の血管や神経叢などの位置に留意する．この症例で左進入を行う場合，対側の下大静脈（V）がやや後方にシフトしているため，対側線維輪を解離するときには注意を要する．

P：大腰筋，A：大動脈，V：下大静脈

## 図3 進入側の決定

側弯を伴う場合，L4/5は凹側（左）のほうが腸骨翼と干渉しにくい。また1つの皮切から多椎間にアプローチ可能である。

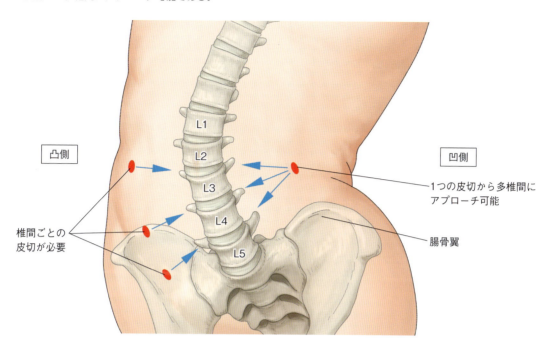

## 図4 後腹膜腔の展開

腹壁の筋群を鈍的に展開した後，直接大腰筋に進入（点線）せずに，腰方形筋に沿うように，やや後方から剥離を進め大腰筋に到達すると（実線）腸管損傷のリスクを回避できる。

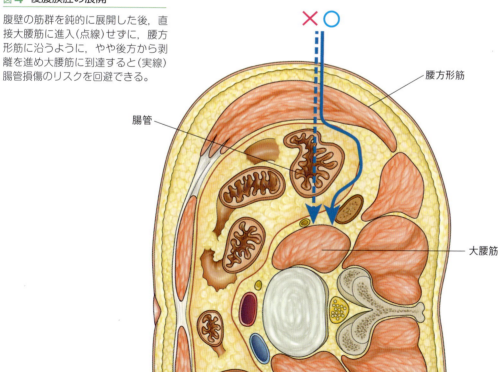

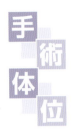

## 手術体位

手術開始前のセッティングは術前計画同様，本術式の成否に重要であるため極力鮮明な透視像が得られるようにする。

①術前準備に従って側臥位とする。大転子と腸骨翼の中間付近が手術台のジャックナイフ位の頂点となるようにし，骨盤部を手術台にテープでしっかりと固定する（図5）。椎体の回旋を伴う場合は，ここで透視（正面）を確認し極力回旋を矯正するよう上半身を調整してから胸郭をテープで固定する。さらに下肢を含めて固定した後にジャックナイフ位とする。過度な手術台の屈曲は腸腰筋や腰神経叢のtensionを高める可能性があるため避けることが望ましい。

②術者は患者の背側に立ち，透視装置およびモニターは対側に置く。

③当該椎間の正確な正・側面の透視像が得られるように調整する。その際，透視装置は床に対し垂直・水平位を保持し，手術台の傾斜や回旋で調整する。正面像で椎弓根が左右対称になり終板が鮮明にみえるようにセッティングする。透視下に椎間板の位置，ケージ挿入予定位置を確認し，おおよその位置を皮膚上にマーキングしておく（図6）。

**Advice**
- 各椎間板の前後方向を長めの線でマーキングしておくと，後に正面の透視像を得るときに椎間と平行に入射する参考にできる（図6）。

図5 手術体位

右側臥位の一例。まず骨盤部をテープで固定する（A）。透視正面像で椎体回旋を矯正するように調整し，胸郭部を固定する（B）。大腿（C），下腿（D）を固定した後にジャックナイフ位とする。

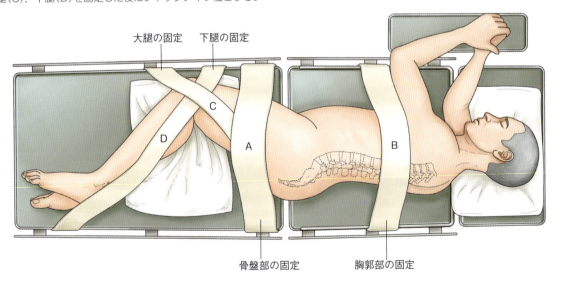

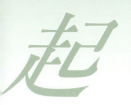

採骨〜
後腹膜腔の
展開

## 採骨

　必要に応じ，腸骨から海綿骨および骨髄液などを採取する．後上腸骨棘直上もしくは前上腸骨棘やや後方に数cmの皮切を加え，皮質骨にノミなどで孔をあけた後に鋭匙などで海綿骨を採取する．多椎間固定を行う場合，自家骨が不足するため，適宜人工骨などで補填する．

**Advice**
● 人工骨で補填する際，骨癒合を促進するために人工骨を浸す骨髄液を自家骨と同時に採取するとよい．

## 後腹膜腔の展開

　ケージ挿入予定部位の直上に横もしくは縦皮切を加える．著者らは1椎間の場合は当該椎間直上，2椎間の場合はその間の椎体中央部分直上に4〜5cmの横皮切とし，3椎間以上の場合はケージ挿入予定位置をつなぐような縦皮切としている（図6）．
　その後，外腹斜筋，内腹斜筋，腹横筋と1層ずつ鈍的に展開する．腹横筋筋膜を展開後は腰方形筋に沿ってやや背側に展開していくと，腸管などの損傷の危険性が低くなる（図4）．後腹膜腔の脂肪層を腹側によけ，直視下に大腰筋筋腹を確認する．

▶**図6** マーキングと皮切（3椎間施行の場合）
透視をみながら椎体，椎間板の位置，前縁，後縁を描き，挿入点の目安（●）を結ぶ線を皮切（赤線）とする．また各椎間板の方向に沿って長い線を記しておき，透視正面像の入射方向の参考とすることで正確な正面像を得られる（青点線）．

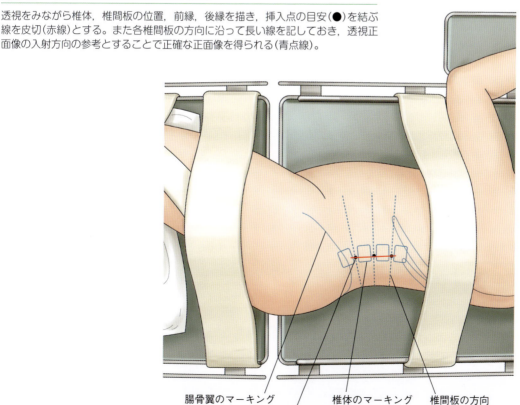

腸骨翼のマーキング　　椎体のマーキング　　椎間板の方向
　　　　挿入点の目安（椎体後方1/3）

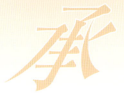

ダイレーターの
挿入〜
開創器の設置

## ダイレーターの挿入

　透視装置を挿入し側面像を確認する。椎間板後方1/3を目安に大腰筋直上に1本目のダイレーターを置き，全周性にモニタリングを確認しながら大腰筋内を進める。近傍に神経がない，もしくはダイレーター後方に神経があることを確認し，ガイドワイヤーを椎間板に挿入することでダイレーターを固定し，徐々に大きなダイレーターを挿入する。

## 開創器の設置

　ダイレーター越しに開創器を挿入してベッドレールクランプで仮固定した後，側面透視で前後方向の設置位置を確認する。筋電図(electromyography；EMG)刺激プローブで開創器内，特に後方シム挿入部に反応がないことを確認し，シムを椎間板に挿入することで開創器を椎間板に固定する。開創器を前方に開きケージ挿入に必要なスペース(18mm)が確保できているか確認する。スペースが不十分な場合，椎間板搔爬の際に前縦靱帯を損傷する危険性があるため，一度シムを抜去し開創器にEMG刺激用クリップを設置し，助手にベッドレールクランプを緩めてもらいモニタリング下に術野を直視しながら数mm程度，開創器を後方に移動させて固定する。開創器は正・側面像で極力，椎間板に平行になるように設置する(図7)。
　次いでスパーテルなどで術野に残った大腰筋をよけ，前縦靱帯前方にanterior retractorを滑り込ませて椎間板側方を展開する(図8)。

**Advice**
- ダイレーターで全周性にモニタリングするときはゆっくりと回転させる。
- ダイレーターはその都度しっかりと椎間板に押し付けながら回旋させると術野に大腰筋が残りにくい。
- 開創器を設置した後は手早くケージ挿入までの操作を終了することで，術後の神経症状出現を極力予防する必要がある。特にL4/5でsafe zoneが小さくなるので注意が必要である。
- 術野を直視しながら開創器の位置を後方に移動させる場合，ガイドワイヤーを椎間板に再挿入し，その位置を基準にするとよい。

## 図7 開創器の設置

正面像(a)，側面像(b)ともに極力開創器は椎間板に平行になるように設置する。また開創器が前方や後方に傾斜していないか確認する(c)。

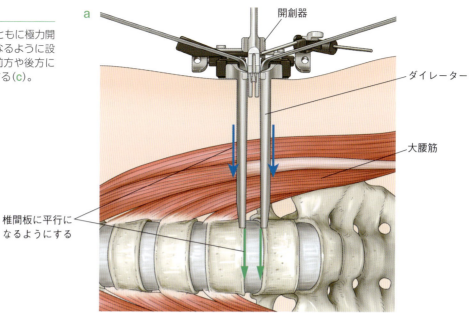
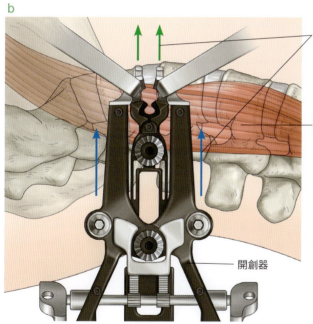
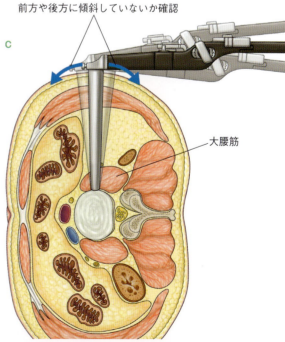

XLIF®(eXtreme Lateral Interbody Fusion)

図8 椎間板の展開

a：開創器を設置後，残存した筋層はスパーテルなどでよける。
b：anterior retractorを前縦靱帯前方に滑り込ませて椎間板を展開する。

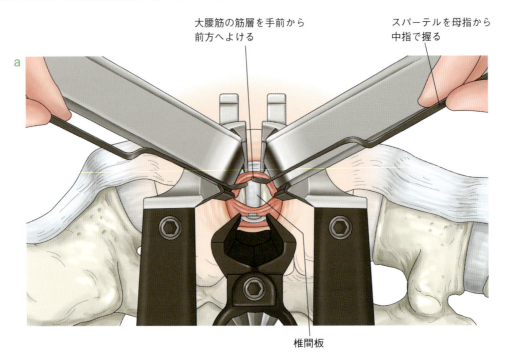

大腰筋の筋層を手前から前方へよける
スパーテルを母指から中指で握る
椎間板

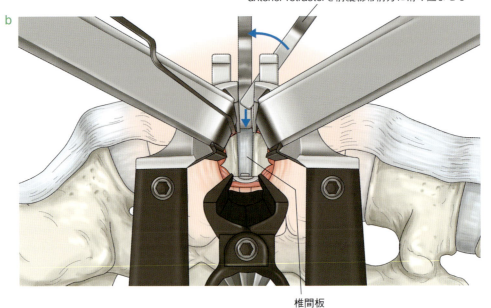

anterior retractorを前縦靱帯前方に滑り込ませる
椎間板

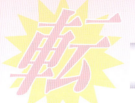

## 椎間板の掻爬

椎間板の掻爬〜
トライアルの
挿入，サイズ
決定

尖刃刀で椎間板に割を入れ，正面像を確認しながら終板に沿ってコブエレベーターを進め軟骨終板を掻爬する。

**Advice**

- 掻爬の際，椎間板に平行に透視し正確な正面像を得ることでコブエレベーターなどによる骨性終板の損傷を避けることがケージ沈下の予防に肝要である（図9）。進入側が骨棘で架橋されている場合は，ノミやリウエルなどで解離をしてからコブエレベーターを挿入する。また，対側の線維輪や骨棘を貫通させることは椎間解離には有用であるが，対側に血管や神経組織がある可能性を考慮し，慎重に行う必要がある。またコブエレベーターなどが床に対して垂直方向に挿入されており，前方や後方に向かっていないことを確認する。

図9 椎間板の掻爬
正確な透視正面像を得て骨性終板を損傷しないように注意する。

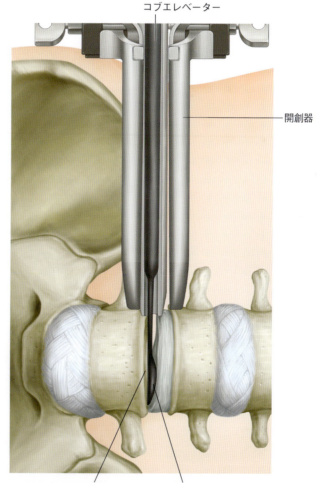

コブエレベーター
開創器
終板の損傷に注意する
椎間板に平行に，床に対して垂直に挿入する

XLIF®(eXtreme Lateral Interbody Fusion)

## トライアルの挿入，サイズ決定

　トライアルも同様に終板損傷に注意し椎間板に平行に順次挿入する．挿入時に抵抗があり容易に引き抜けない程度の固定性が得られるところまで，順次トライアルのサイズを大きくしていく．終板損傷やケージ沈下の原因にもなりうるので過度な椎間の拡大は避けることが望ましい．また，椎体の側方までしっかりかかるような長さのケージを選択する．目的サイズのトライアルを挿入した後に，側面透視で前後方向の位置を確認する．

> **Advice**
> - 腸骨翼や肋骨が干渉するようなら，適宜弯曲したコブエレベーターやリングキュレットを用いて椎間板を掻爬する（図10）．無理な方向で掻爬を試みると終板損傷の原因となる．

**図10 椎間板の掻爬**
角度のついた器具（a）を使用することで，腸骨翼などと干渉する場合でもケージ挿入が可能となる（b, c）．

a：角度のついた各種器具

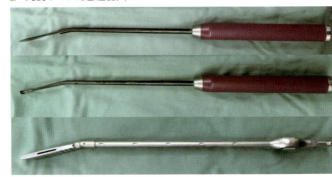

コブエレベーター
リングキュレット
トライアル

b：コブエレベーターによる掻爬

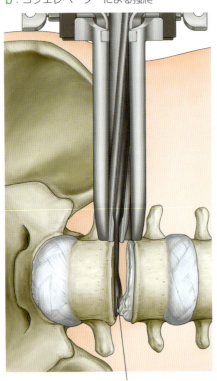

コブエレベーター

c：トライアルの挿入

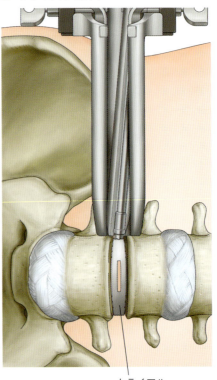

トライアル

## ケージの挿入

ケージの使用サイズを決定し，ケージに自家腸骨，人工骨，骨髄液などを充填する。著者らは多椎間施行時にはケージの左右に1cm四方のハイドロキシアパタイト・コラーゲン複合体(リフィット®，HOYA Technosurgical社)を1個ずつ挿入し骨髄液を浸透させ，残った間隙に自家骨を充填している(図11)。

椎間板腔にスライダーを入れておき，助手に保持してもらいながらケージを挿入する。透視でケージの位置を確認後，シムを抜去し開創器をはずす。

> **Advice**
> ● ケージの挿入時，ケージと一緒にスライダーが深く入らないように，またケージとスライダーがずれて終板を損傷しないように最後まで慎重に挿入する。

図11 ケージの挿入
ケージには左右に1つずつハイドロキシアパタイト・コラーゲン複合体(リフィット®)を挿入し，骨髄液を浸漬する。間隙には自家骨を充填する。

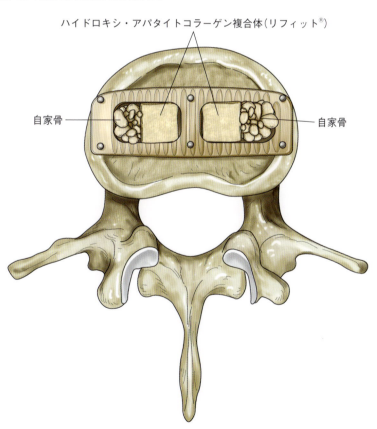

## 創閉鎖

持続吸引ドレーンは必要に応じ挿入し，創を閉鎖する。

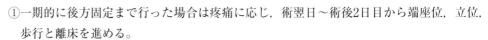

**後方固定**
- 原則，後方固定と併用している。
- 手術侵襲や年齢などに応じて一期的か二期的か検討する。著者らは前方・後方とも3椎間程度であれば一期的に行い，それ以上の場合は数日から1週間のインターバルで二期的に行っている。
- 変形矯正を要する成人脊柱変形の場合，変形の特徴や程度にもよるが，通常腰椎部に3椎間程度のXLIF®を行い，二期的にL5/S1に後方経路腰椎椎体間固定術(posterior lumbar interbody fusion；PLIF)/経椎間孔的腰椎椎体間固定術(transforaminal lumbar interbody fusion；TLIF)を併用した後方固定術を行っている。

①一期的に後方固定まで行った場合は疼痛に応じ，術翌日～術後2日目から端座位，立位，歩行と離床を進める。
②二期的に後方固定を行う場合，待機期間中はトイレ，洗面歩行程度を許可する。
③外固定の必要性と種類は一般的な椎体間固定術に準じる。成人脊柱変形に対し二期的手術を行った場合は，二期目の手術終了後に硬性コルセットを採型し，着用している。

### 文献

1) 細金直文. 低侵襲側方アプローチによる椎体間固定法XLIF法. 脊椎脊髄ジャーナル 2014；27：645-53.
2) Ahmadian A, Deukmedjian AR, Abei N, et al. Analysis of lumbar plexopathies and nerve injury after lateral retroperitoneal transpsoas approach：diagnostic standardization. J Neurosurg Spine 2013；18：289-97.
3) Papanastassiou ID, Eleraky M, Vrionis FD. Contralateral femoral nerve compression：An unrecognized complication after extreme lateral interbody fusion(XLIF). J Clin Neurosci 2011；18：149-51.

# 腰椎変性側弯症に対するOLIF（oblique lateral interbody fusion）

山梨大学医学部整形外科学　江幡重人

## 適応病態

① 従来，後方経路腰椎椎体間固定術（posterior lumbar interbody fusion；PLIF）を行っていた手術，つまり除圧固定術，矯正固定術などが適応になる。
② 変性すべり症，変性側弯症や固定術の必要な腰部脊柱管狭窄症例。
③ 脊柱後弯症や脊柱後側弯症などの成人脊柱変形症例[1]。
④ 施行レベル別では腰椎レベルが対象とされているが，現時点ではL5/S椎間の適応はない。
⑤ 2〜3椎間固定はよい適応と考えるが，1椎間固定の適応の是非については議論がある。

## 術前シミュレーション

| | | |
|---|---|---|
| | 術前準備 | ●腹部CT検査で解剖学的な異常の有無を確認<br>●腹部手術の既往を確認し，手術可能かどうか判断する |
| | 手術体位 | ●右側臥位で適切な体位<br>●腹圧の減少<br>●Cアーム設置の準備・確認 |
| 起 | 皮切 | ●オリエンテーションの把握 |
| | 大腰筋付近の展開 | ●大腰筋の表面にある膜上の組織を丁寧に剥離する |
| 承 | 大腰筋と小腰筋の展開 | ●大腰筋と小腰筋の間から椎間板に進入する |
| | 椎間板の露出 | ●専用の筋鉤であらかじめ椎間板を展開する |
| 転 | 椎間板へのアプローチ | ●椎間板に平行に専用のレトラクターを設置する |
| | 椎間板の摘出 | ●椎間板を確実に確認できるようにする |
| 結 | ケージ挿入 | ●終板など椎間板内操作は愛護的に |
| | 創閉鎖 | ●必ずドレーンを留置する |

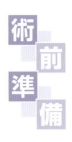
## 術前準備

①腰椎変性側弯症に対してoblique lateral interbody fusion(OLIF)を施行することに手術適応に問題がないか，再度臨床所見を確認する。
②画像診断(単純X線像，MRI，CT)から病態を把握し，臨床所見との整合性があるかどうか検討する。椎間板ヘルニアにはOLIFの適応はないので，MRIで椎間板ヘルニアの有無を確認し，椎間板ヘルニアが症状に関係していないことも確認しておく。
③腹部CTで血管の走行異常などの奇形やretrorenal colonの有無についても把握する。術中損傷を避けるために分節動脈の走行も詳細に確認する[2]。
④既往歴など全身状態の再チェックを行い，腹部手術の既往についても確認する。

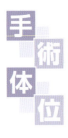
## 手術体位

①手術体位の選択は下大静脈側から進入すると大静脈損傷のリスクが高まるので，大動脈側から進入するのが基本である。そのため手術は右側臥位で行う。手術体位とCアームの設置が大切である。まず側面像で確認しながら，できるだけ正側臥位になるようにテープで固定する(図1)。
②OLIFでは基本的にベッドは伸展位で行う。側弯が残る，L4/5椎間板のアプローチが骨盤のためにやりにくいなどの症例は必要に応じてジャックナイフの体位をとることもある。
③固定体位は生理的な腰椎前弯になるように配慮する。腋窩，股関節転子部，膝関節，足関節にはパッドを置き除圧し，股関節と膝関節を軽度屈曲位にする。
④腹部にスポンジを入れて脊柱アライメントを調整すると，腹膜の剥離を行っても十分手術スペースを作れない場合があるので腹部は圧迫されないように注意する。
⑤テープを用いてベッドに体幹をしっかりと固定する。ドレーピング前にCアームをセッティングできるようにしておく。

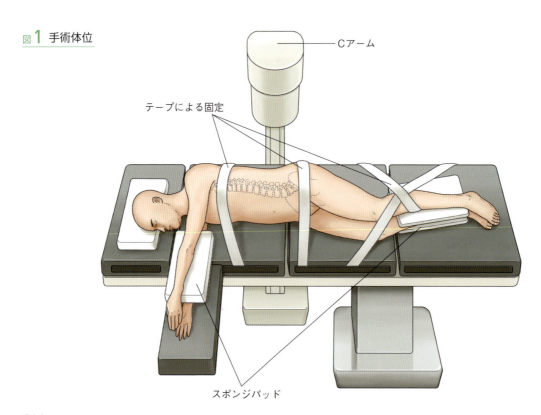
図1 手術体位

## Advice 椎体・椎間板が正確に判断できるように

- 手術を施行する当該椎間板を中心に座標軸を設定するイメージで体位をとる。
- 透視下で椎体・椎間板が正確に判断できることが最も重要である。椎体は正面像で左右椎弓根と棘突起の距離が等しくなるようにする。
- 側面像でベッドの頭・尾側を上下に動かして椎間板ができるだけ確認できる，もしくは垂直になるようにする。ベッドの傾きを変え，適宜調整する。

### ピットフォール

- 椎体回旋を認める場合は，座標軸の設定が難しくなる。それぞれの椎間で良好な状態になるよう調整する。わずかな椎体回旋が残っていてもケージが適正に設置しにくい場合があるので，手間を惜しまず正確に行う。

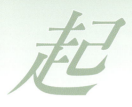

皮切～
大腰筋付近の
展開

# 皮切

### 皮膚マーキング

CアームでX線透視を行いながら，皮膚に椎体や椎間板をマークする。皮切の位置も決定する(図2a)。

> **Advice** オリエンテーションの把握を
> ● 皮膚にあらかじめ椎体や椎間板を記入し全体像をとらえる。まず皮膚上からオリエンテーションの把握に努めることが大切である。

### 皮切

椎体の前縁から2横指腹側で6〜10cmの縦切開を行う(図2b，c)。

図2 皮切

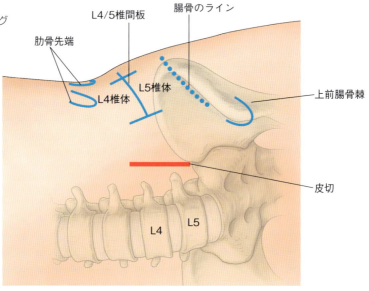

a：マーキング

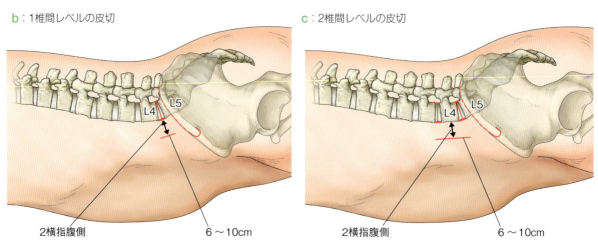

b：1椎間レベルの皮切　　c：2椎間レベルの皮切

> **Advice** 皮切は長めに
> - 確実にオリエンテーションを把握するためには，皮切は長めでちょうどよいことが多い．皮切の長さは術後の患者の愁訴にさほど影響しないので，十分に操作スペースを確保して安全に行うことが大切である．
> - 特に前方手術の経験が少ない術者は皮切を大きくし，術野を観察することが大切であり，皮切を大きくできることがOLIFのメリットでもある．

### 筋層の展開

皮下組織を電気メスで展開後(図3a)，外腹斜筋(図3b)，内腹斜筋(図3c)，腹横筋(図3d)を筋線維方向に鈍的に分ける．

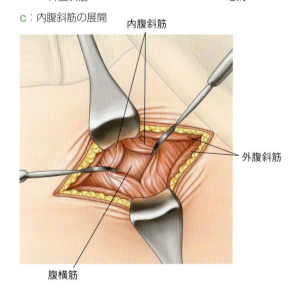

図3 筋層の展開
a：皮下組織の展開
b：外腹斜筋の展開
c：内腹斜筋の展開

腰椎変性側弯症に対するOLIF(oblique lateral interbody fusion)

217

d：腹横筋の展開

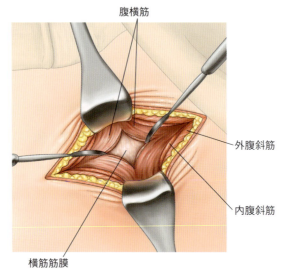

e：横筋筋膜の展開

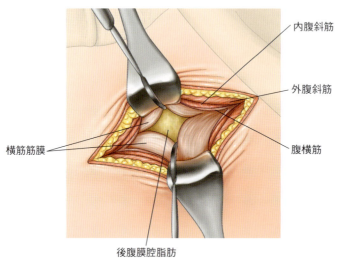

## 大腰筋付近の展開

### 後腹膜腔・大腰筋付近の展開（図4）

　横筋筋膜を切開し，脂肪組織が確認できたら後腹膜腔である。腹横筋膜展開部は椎体レベルで行うと後腹膜腔へのアプローチが行いやすい（図3e）。さらに腹膜前脂肪組織や腹膜をともに腹側によけながら腰方形筋に沿って展開し，大腰筋側面に到達する。腹膜前脂肪組織や腹膜を腰方形筋に沿って展開する際は，腰方形筋を指先でこするように剥離していく。難しいときはツッペル鉗子を使用する。展開していくと横突起を指先で触知できメルクマールになる。さらに大腰筋を確認できたら，その表面にある膜上の組織を丁寧に剥離し筋線維をしっかり展開する。

**Advice** 膜状の組織の丁寧で確実な展開を（図4）

- 大腰筋の表面にある膜状の組織を丁寧に剥離し，大腰筋線維をしっかり展開することが重要である．この組織を十分に剥離しないと，内部に尿管や腸管が包含されている可能性があり，思わぬ合併症を招くことになる．

### ピットフォール

- L3/4レベルとL4/5レベルに比べ，L2/3レベルの展開が不十分になりがちである．L2椎体レベルでは下行結腸と横行結腸が固定されており，また腎臓などの周囲の組織と強固に結合して腹膜の可動性が悪く，剥離しにくいのが原因である[3]．
- L2/3レベルの大腰筋側面には尿管が走行しているので，損傷しないように大腰筋と腹膜の剥離を十分に行うことが大切である[3,4]．

図4 後腹膜腔・大腰筋付近の展開

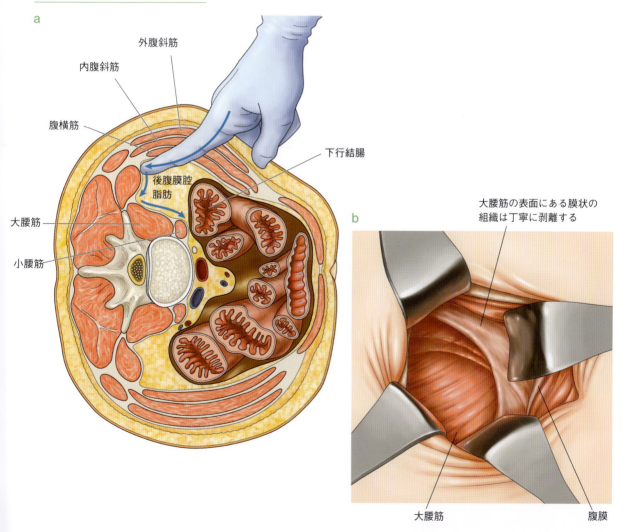

## 大腰筋と小腰筋の展開（図5）

大腰筋と小腰筋
の展開〜
　椎間板の露出

大腰筋と小腰筋を確認し，腹膜は十分腹側に剥離し，安全に操作可能なワーキングスペースを確保する。

> **Advice** **大腿前面症状に注意**
> - 大腰筋に侵襲を加えると，ある一定の割合で脱力や疼痛，感覚低下といったいわゆる大腿前面症状を生じる。
> - OLIFでも大腿前面症状は生じることがあるが[5]，大腰筋と小腰筋の間から椎間板に進入するので大腰筋に対する侵襲を抑えることが可能になる。

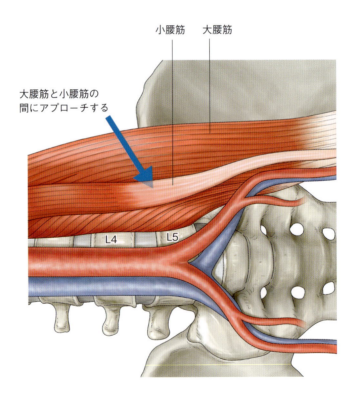

図5 大腰筋付近の展開

## 大腰筋の展開と椎間板の露出(図6, 7)

大腰筋と小腰筋の間から椎間板に進入する。専用の筋鈎を用いて大腰筋を背側に，小腰筋を腹側によけ椎間板を展開・露出する。

> **Advice　椎間板の展開**
> ● レトラクターを設置する前に，あらかじめ椎間板を展開したほうがその後の操作が楽になるので，この時点である程度の剝離を行っておく。

### 図6　大腰筋の展開と椎間板の露出

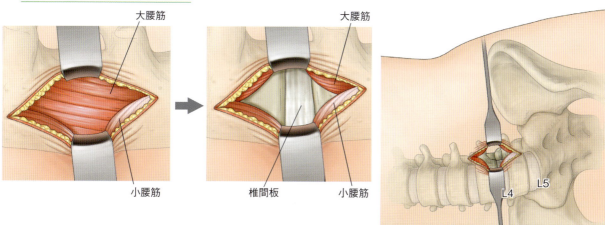

### 図7　椎間板の露出までのルート

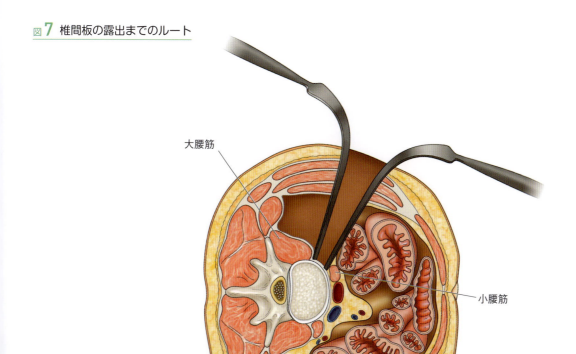

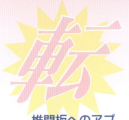

椎間板へのアプ
ローチ〜
　椎間板の摘出

## 椎間板へのアプローチ

### ◆椎間板へのワイヤー刺入（図8a）

Cアームで椎間板の前縁・後縁を確認する。ケージのポータル作製部の目標部位を決定し，椎間板へのワイヤー刺入を行う。

### ◆ダイレーターでの展開とレトラクターの設置

椎間板へ刺入したワイヤーにダイレーターを重ねていく（図8b）。さらにダイレーターにレトラクターを重ね，固定用のアームと連結する（図8c，d）。Cアームをみながら椎間板にできるだけ平行にレトラクターを固定・設置する。

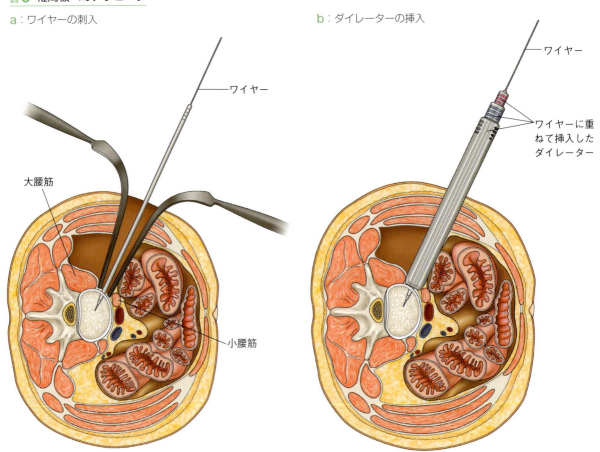

図8 椎間板へのアプローチ
a：ワイヤーの刺入
b：ダイレーターの挿入

222

### 図8 椎間板へのアプローチ（つづき）

c：レトラクターの挿入

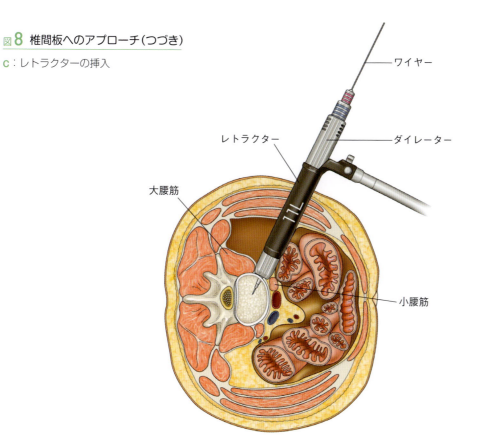

d：固定用のアームとの連結

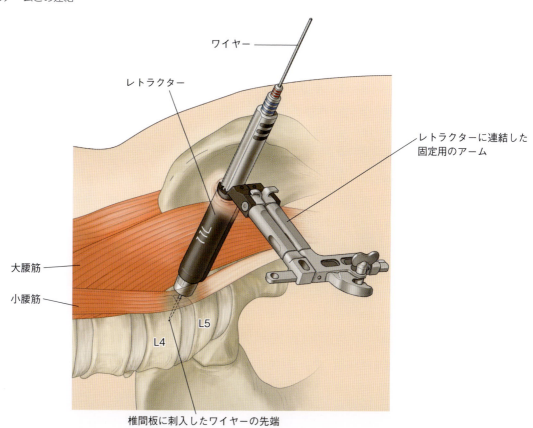

### 専用のピンによるレトラクターの固定(図9)

透視でピンをどこに刺入すべきか確認する。専用のピンでレトラクターの固定を行う。

> **Advice** 分節動脈損傷に注意⚠
> - 椎体終板付近に骨棘があると，ピンが刺入する目標地点からずれ，椎体中央に向かってすべってしまい刺入しにくい場合がある。その際，椎体の中央付近には分節動脈があるので損傷しないように注意する。
> - 術前MRIで分節動脈の位置は確認しておくことは重要である[2]。
> - L4/5レベルではL5椎体上には分節動脈が存在せず比較的安全な例が多く[2]，L5椎体に固定することを推奨する。L4椎体にピンを刺入すると，レトラクターを広げる際に腸骨に妨げられてしまうことがあるので注意する。

### 図9 レトラクターの固定

a：専用ピンの刺入

b：ダイレーターの抜去

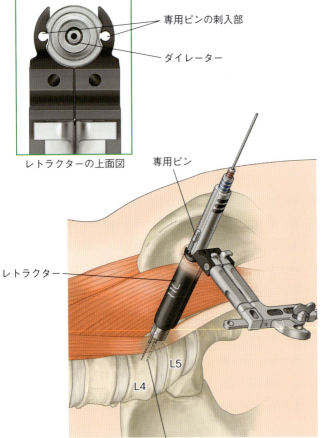
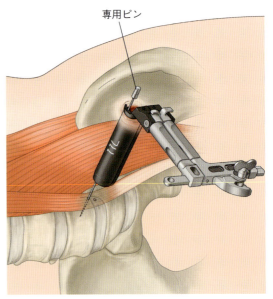

### ◆椎間板のポータル作製（図10）

レトラクターを広げ大腰筋を腹側によけながら固定する。そうすれば十分なワーキングスペースが確保できる。さらに椎間板の前後をCアームで確認しオリエンテーションをつける。椎間板周囲の軟部組織を焼灼・展開し，専用のメスで椎間板にポータルを作製する。

> **Advice** ワーキングスペースの確保
> - 椎間板前面の軟部組織を焼灼すると出血が制御され操作が容易になる。
> - ポータルの上下の終板はできるだけ軟部組織を取り除き骨が把握できるようにすると，オリエンテーションがわかりやすい。

### ◆椎間板の終板からの剥離（図11）

側面で透視をみながらコブエレベーターで椎体終板から椎間板を剥離する。

図10 椎間板ポータルの作製

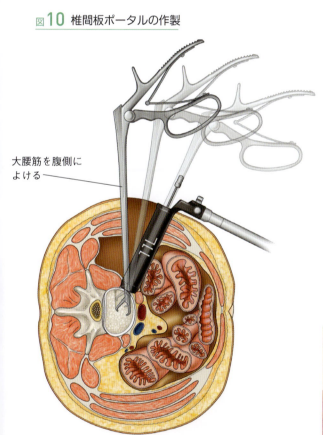
大腰筋を腹側によける

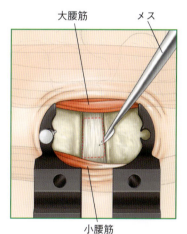
大腰筋／メス／小腰筋

レトラクターを広げる／メス／椎間板を切開する

### Advice 終板損傷の防止

- レトラクターを終板に平行になるように設置することが重要である(図11)。
- 椎間板摘出では，コブエレベーターによる終板損傷に注意する。
- コブエレベーターが終板上でうまく剥離できない場合は，無理に打ち込むとコブエレベーターにより終板損傷を生じるので，コブエレベーターの弯曲側で終板上をすべらせて椎間板を剥離するのがよい。

## 椎間板の摘出（図12）

さらに椎間板組織を丁寧に摘出する。鋭匙やリングキュレットを用いて，進入反対側の椎間板まで十分に摘出し，取り残しをなくすことが重要である。

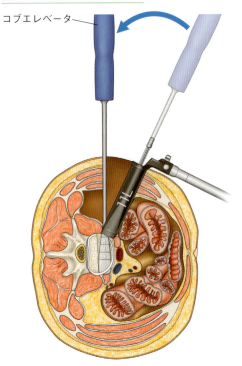

図11 椎間板ポータルの作製
コブエレベータ

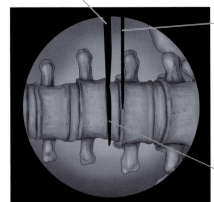

コブエレベーター
レトラクターは終板に平行になるように設置（椎体中央付近には分節動脈があるため）
終板損傷に注意
術中透視

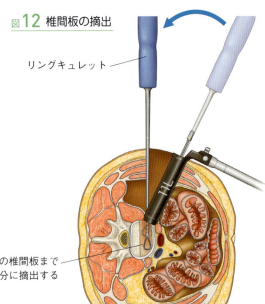

図12 椎間板の摘出
リングキュレット
反対側の椎間板まで十分に摘出する

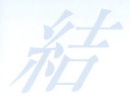

## ケージ挿入

ケージ挿入〜
創閉鎖

ケージの大きさの選択は長さと高さの項目について行う。ケージのトライアルを椎間に挿入し，引き抜く際に十分抵抗があれば適切な高さである（図13a）。ケージの長さはCアームでケージのマーカーと椎体の幅から決定する。

ケージに移植骨を詰めて専用の把持器に接続する（図13b）。

ケージは斜めに挿入して半分以上挿入したら方向を変え，椎体の左右方向に向けて脊柱管に向かわないようにする（図13c）。

図13 ケージの挿入

a：トライアルの挿入

b：ケージに移植骨を詰めて把持器に接続

c：移植骨を詰めたケージの挿入

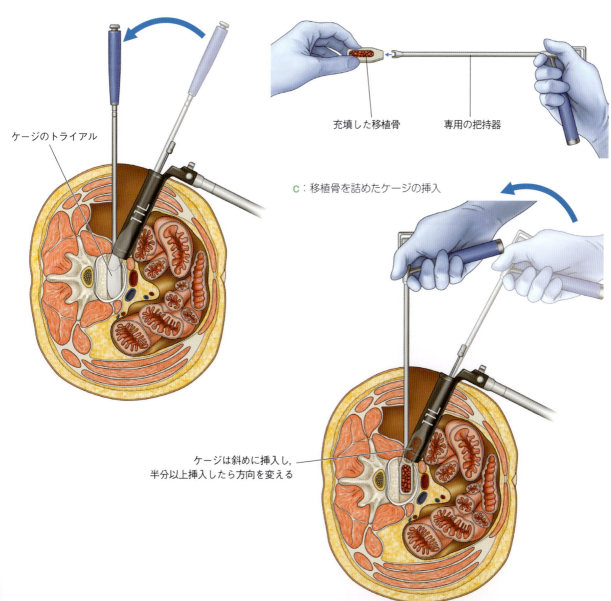

腰椎変性側弯症に対するOLIF（oblique lateral interbody fusion）

227

> **Advice** ケージ挿入時
> ● ケージ挿入時にケージがプロテクターからはずれてしまうと，終板を損傷してしまうので注意する。打ち込む際に透視を用いて常に確認が必要である。
> ● 椎間角が大きい症例では，ケージの選択が大きすぎるとケージ挿入の際に前方に移動してしまう場合がある。椎間角が大きい症例では，椎間板後方に比較的高さが低いケージを選択する必要になることもあるので注意する。

### ピットフォール

● 特にL4/5レベルでケージを斜めに挿入して方向を十分に変えることができないと，椎間孔にケージが突出してしまうことがあるので注意する。

## ドレーン挿入

OLIFでは尿管損傷の報告があり[5]，合併症のモニターとしてドレーン挿入を行ったほうがよい。

> **Advice** ドレーンは必要
> ● 重篤な手術合併症として腸管損傷や尿管損傷がある。これらの合併症は術中に気がつかず術後に判明することも少なくない。発見が遅れるほど患者の状態が重篤化するのは当然である。ドレーンを挿入すればモニターになる。

## 閉創（図14）

腹壁瘢痕ヘルニアを予防するために，十分な縫合が必要である。特に外腹斜筋膜は密に縫合するように心がけている。

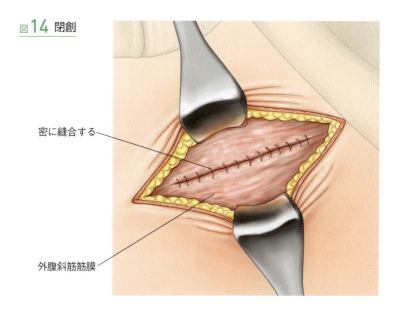

図14 閉創

密に縫合する

外腹斜筋筋膜

## 後方手術

体位変換を行い，腹臥位で経皮的椎弓根スクリュー（percutaneous pedicle screw；PPS）挿入を行う。

後療法

①術翌日にドレーン抜去後，離床を許可している。
②外固定は軟性コルセットを3カ月程度使用している。

文献

1) Ohtori S, Mannoji C, Orita S, et al. Mini-Open Anterior Retroperitoneal Lumbar Interbody Fusion：Oblique Lateral Interbody Fusion for Degenerated Lumbar Spinal Kyphoscoliosis. Asian Spine J 2015；9：565-72.
2) Orita S, Inage K, Sainoh T, et al. Lower lumbar segmental arteries can intersect over the intervertebral disc in the oblique lateral interbody fusion approach with a risk for arterial injury：Radiological analysis of lumbar segmental arteries by using magnetic resonance imaging. Spine (Phila Pa 1976) 2017；42：135-42.
3) 江幡重人, 大場哲郎, 波呂浩孝. LLIFを安全に行うための大切なポイント. J Spine Res 2017；8：1098-105.
4) Ebata S, et al. Integrated anatomy of the neuromuscular, visceral, vascular, and urinary tissues with MRI for a surgical approach to lumbar lateral interbody fusion in the presence or absence of spinal deformity. J Spine Res 2018；(Submitted).
5) Abe K, Orita S, Mannoji C, et al. Perioperative complications in 155 patients who underwent oblique lateral interbody fusion surgery：perspectives and indications from a retrospective, multicenter survey. Spine (Phila Pa 1976) 2016；42：55-62.

# 馬尾腫瘍摘出術

久留米大学医学部整形外科学　山田　圭，佐藤公昭

## 適応病態

①保存療法に抵抗する疼痛，特に夜間痛に注意する。仰臥位で疼痛が悪化することも多く，高齢者では夜間に痛みのため歩き回っている様子を家人がみて，徘徊と誤解されることもある。
②間欠性跛行や歩行により増強する下肢痛は，馬尾の圧迫障害として認められることがある。
③無症状で偶発的に発見されたケースでは，症状の経過，神経学的異常所見などを慎重に経過観察を行う。半年〜1年ごとの定期的なMRI検査による腫瘍の大きさの評価も併せて行うとよい[1]。

## 術前シミュレーション

**術前準備**
- 腫瘍高位の確認
- 腫瘍の伸展範囲の評価，横断面での局在の評価

**手術体位**
- 4点フレームによる腹臥位作製，腹圧の除圧，腸骨稜の除圧
- 術前X線像による手術高位の確認

**起**

**皮切**
- 後方要素をできる限り温存
- 骨膜下に傍脊柱筋の剥離。筋間からの焼灼止血

**傍脊柱筋の展開**
- 通常の椎弓切除術と同様の正中切開

**承**

**椎弓切除**
- 腫瘍高位に合わせた椎弓切除。当該椎弓と隣接椎弓の部分椎弓切除
- 椎間関節の内側1/3以上の温存。できれば腫瘍偏在側の硬膜外縁は露出する

**術中エコーでの評価**
- 術野を生理食塩水で充満し，術中エコーにて腫瘍の範囲を含めて硬膜が十分露出されているか再確認

**転**

**硬膜・くも膜切開**
- 硬膜を腫瘍の存在しないレベルで2mm程度切開。その後はマイクロ摂子を用いて左右に広げながら，鈍的に硬膜を割いていく
- 硬膜を開いた後は，両側の硬膜（可能であればくも膜とともに）に2〜3箇所，6-0プロリーン®糸（Ethicon社）をかけて断端を創部の両側に垂らして糸に適度に牽引をかける

**腫瘍摘出**
- 腫瘍に癒着する馬尾神経を剥離し，できる限り馬尾神経は温存する
- 腫瘍の頭側と尾側に連続する馬尾神経を同定し，腫瘍を摘出する

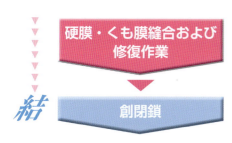

| 硬膜・くも膜縫合および修復作業 | ● 髄液漏予防のため硬膜を連続縫合する<br>● 吸収性組織補強材（ネオベール®）を使用して修復<br>● 術後持続吸引ドレーンを留置（大気圧にて使用） |
| 創閉鎖 | ● watertightな連続縫合 |

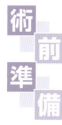

① **問診**：最も困る症状は何か，痛みか歩行障害か，痛みは夜間で増強し，歩いているほうが楽なのかなどを確認する。また排尿障害の有無を確認する。

② **術前診察**：神経学的診察で筋力低下，感覚障害の有無を確認する。また前屈や後屈で症状が悪化しないかを確認する。

③ **術前インフォームド・コンセント**：手術に対する患者の期待は非常に大きい。それは術前の症状が強ければなおさらである。実際に手術で行えるのは神経の除圧であり，除圧後に神経が回復できるかどうかは，神経自体の回復力に任せるしかなく，個人差が大きい。逆に神経から発生した腫瘍の場合，腫瘍と神経を一塊に摘出せざるをえない症例も多い。また腫瘍周囲に癒着した馬尾神経を剥離する必要性もありうる。従って術前になかった痛みやしびれ，また筋力低下（一過性および持続性），さらに排尿障害（排尿困難から尿閉まで）が術後に新たに発生する可能性もある。症状の緩和には個人差があること，逆に術後に前述の新たな症状が発生する可能性について説明しておく必要がある。また，他の脊椎レベルに神経鞘腫を多発したエピソードのある症例では，腫瘍が再発する可能性も十分説明する必要がある。

④ **腫瘍高位診断**：腫瘍高位の正確な評価を行う。腰椎の場合，腰仙椎移行部に移行椎を合併する場合があるので，高位の誤認につながる危険性もある。

⑤ **横断面での腫瘍の位置関係の把握**：MRI横断像にて腫瘍が馬尾の腹・背側，左右側のいずれかに偏在しているかを確認する。また椎間孔レベルまで腫瘍が進展してないかも注意深くみる。砂時計腫の形態をとるものがあるので注意深く観察する。

⑥ **脊髄造影検査**：症状が比較的重篤ではなく脊髄造影が可能な症例では，術前に脊髄造影を行い，CTミエログラフィーと合わせて腫瘍の高位を確認することも有用である。特に腰仙椎の移行椎が存在する症例では有用である。脊髄造影で腫瘍が姿勢の違いにより頭・尾側に移動していないかを確認することも可能な場合がある。

⑦ **造影MRI**：円錐部から馬尾レベルにかけて腫瘍のサイズが比較的大きい場合には，上衣腫の可能性も考えられる。その場合には造影MRIも検討する。

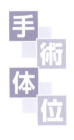

## 手術体位

①腰椎レベルの手術の際には，顔面専用のクッション（プロンビュークッション，ミズホ社）を使用している（図1）。腹臥位で使用した際に，前額部が十分クッションに接しているか，また眼球の圧迫がないかを看護スタッフと十分確認する。患者の体型によっては頚部の前屈位が強くなりすぎる場合があり，顔面クッション自体の高さの調節を要する場合がある。

②腹部は4点フレーム（脊椎外科用手術フレーム，イソメディカルシステムズ社）を使用し，心窩部，腹部の除圧に気を付ける。また，腹圧がかかることで硬膜外からの出血が増加しないように気を付ける。さらに上前腸骨棘部の持続的圧迫は術後の大腿外側皮神経痛を引き起こす危険性があるので，クッション上とはいえ，直接的に上前腸骨部に持続的に圧迫が加わらないことを確認する。術中は看護スタッフにもときどき除圧操作を行ってもらう（1〜2時間ごと）。

③腰椎手術では肩関節外転位（いわゆるバンザイの肢位）で行うことが多い。腋窩部の直接的圧迫，また肩関節が90°以上に外転すると，末梢神経障害による術後の手のしびれを訴える危険性がある。できる限り90°に近い肩関節屈曲，軽度外転位で行う。

馬尾腫瘍で最も多い腫瘍組織型は神経鞘腫である。本項では第2〜3腰椎レベルの神経鞘腫を想定して述べていく。

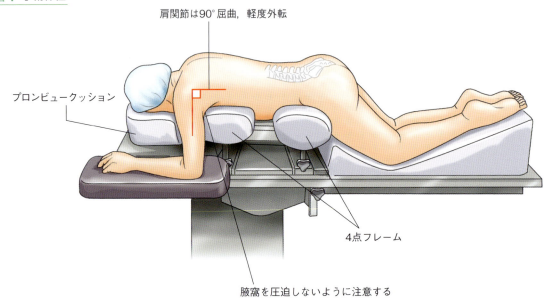

図1 手術体位

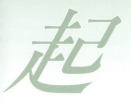

皮切～
傍脊柱筋の
展開

## 皮切

皮切は通常の椎弓切除術と同じ要領で正中切開を行う。当該椎体の椎弓および上下の棘突起にかかる程度を1つの目安とする。

## 傍脊柱筋の展開

まず片側の傍脊柱筋を展開する。展開の範囲は腫瘍の存在する椎弓レベルとその頭・尾側の1椎弓である。

**Advice　傍脊柱筋の剥離はできるだけ出血を少なくする**

● 展開する椎弓の棘突起を先端から1cm程度傍脊柱筋を剥離して展開する。傍脊柱筋の内側は多裂筋が走行し，多裂筋は乳様突起から起始して上位椎の棘突起に停止している[2]。棘突起先端の筋剥離部分から，棘突起の側壁を経て椎弓に向けて摂子を滑りこませて傍脊柱筋の範囲を確認し，その後コブエレベーターを挿入して傍脊柱筋を骨膜下に剥離し展開していく（図2a）。まず椎弓レベルで行い，引き続き椎弓間で剥離し残した傍脊柱筋をバイポーラで焼灼しながら剥離していき，腫瘍当該高位の頭・尾側の1椎弓レベルまで片側を展開する（図2b）。次に展開した術野の棘突起先端を1～2cmほど残して骨ノミで切除し（図2c），棘上靱帯，棘間靱帯を可及的に残しながら反対側の傍脊柱筋を剥離して椎弓および椎間関節レベルまで展開する。

図2　腰椎の展開
a：片側傍脊柱筋の剥離

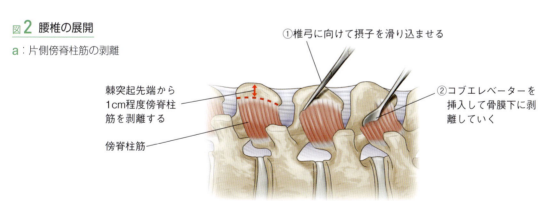

b：片側の腰椎の展開　　　c：棘突起先端の切除

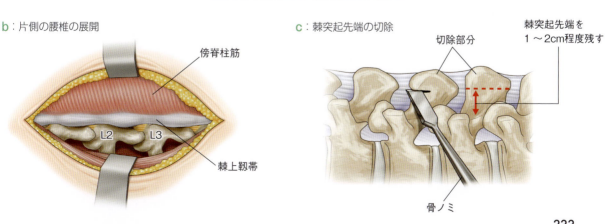

馬尾腫瘍摘出術

233

## 椎弓切除

**椎弓切除〜術中エコーでの評価**

著者らは通常，全椎弓切除を行っている．当該腫瘍レベルの頭側，尾側椎弓まで腫瘍のサイズに合わせて切除範囲を拡大する（図3）．椎弓切除の外側縁は椎間関節の内側1/3を越えないように注意する．頭側の部分椎弓切除を行う場合，黄色靱帯は頭側の椎弓の腹側に付着しているので，黄色靱帯を残した状態でケリソン骨鉗子を使用して部分椎弓切除していけば硬膜損傷の危険性が少ない．

腫瘍のサイズや偏在性により片側椎弓切除を行うことが可能な症例もある．椎間孔から外側に進展する砂時計腫の場合には，腫瘍側の骨形成的椎弓切除術（椎弓は還納する）が有効である[3]．骨形成的椎弓切除術の場合には，骨切りする椎弓上下端に付着する黄色靱帯を椎弓から切離する．ダイヤモンドバーやケリソン骨鉗子を使用して，椎弓上端と下端を1〜2mm程度部分椎弓切除してもよい．それから骨切りする椎弓の棘突起の正中レベルに一致して，T-sawのガイド（ないしガイドのプラスチックチューブ）を椎弓腹側に通し，ガイドのなかにT-sawを入れ，椎弓腹側に通す．そして棘突起に2箇所ダイヤモンドバーで穿孔し，椎弓を還納するときに，吸収糸で締結できるようにする．その後，T-sawで棘突起正中を離断する．次に関節突起間の椎弓腹側を椎弓上端から椎弓孔に向けてT-sawガイドを通す．そしてガイドのなかにT-sawを通し腰椎分離症を人為的に作製するつもりで関節突起間を切離する（図4a）．骨ノミで切離してもよい．続いて切離する椎弓側の椎間関節を電気メスで切離する．椎弓腹側に付着する黄色靱帯を椎弓から剥離しながら椎弓を摘出する．神経根は下位椎弓の上関節突起の腹側に位置する（図4b）．

椎弓を還納する際には，棘突起と関節突起間の骨の切除部分ができるだけ正確に合うように還納する（図4c）．その後，棘突起に穿孔していた2箇所の孔で棘突起を締結して固定する．切離した関節包の縫合が可能であれば可及的に縫合する．

腫瘍が左右どちらかに偏在する側は，硬膜の外縁まで出る程度に椎弓切除を進めるが，その場合でも椎間関節の内側1/3を越えないようにとどめる．

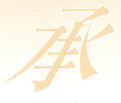

**図3 椎弓切除**

腫瘍のサイズにより適宜，椎弓切除範囲を拡大する

外側切除縁は椎間関節の内側1/3を越えないように注意

スチールバーおよびダイヤモンドバー

## 図4 骨形成的部分椎弓切除術

a：棘突起と椎弓の骨切り

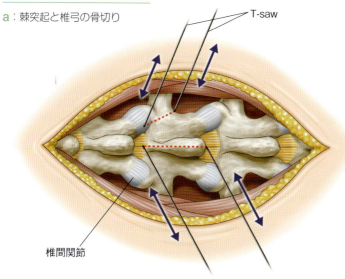

b：硬膜と神経根の露出

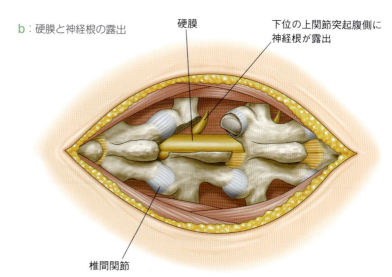

c：椎弓の還納

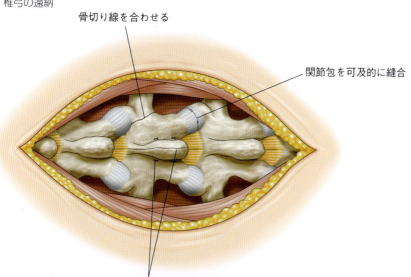

## 術中エコーでの評価

　椎弓切除し，黄色靱帯を可及的に切除して予定した腫瘍の範囲と思われる硬膜の範囲を露出できたことを確認する．腫瘍のサイズが大きい場合には硬膜を剥離子で触知しただけでも腫瘍の硬さでレベルを同定できることもあるが，術中エコーを使用すると，腫瘍の存在レベルや椎弓切除が十分かを確認できるので有用である．

> **Advice**　**術中エコーによる腫瘍の存在確認**
> ●術中エコーを行う際には，術野を生理食塩水で充満する．その後エコーのプローブを清潔操作にて，先端をゼリーで充満したビニールカバーで被覆した後に生理食塩水で満たした術野に挿入する．露出した硬膜の下に腫瘍が存在するかを確認する（図5）．黄色靱帯，椎弓で被覆されていることが判明した場合には，追加で椎弓切除を行う．可動性に富む神経鞘腫ではレベルが術前画像と比較して移動していることがあるので，術中エコーで確認する利益は大きい．

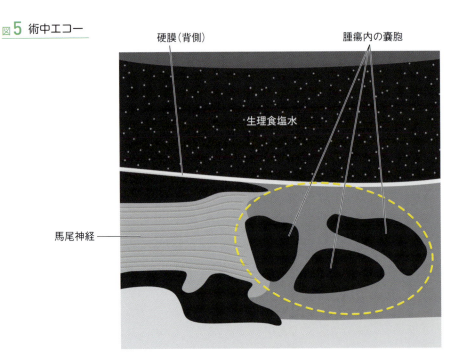

図5 術中エコー

## 硬膜・くも膜切開

**硬膜・くも膜切開〜硬膜・くも膜縫合および修復作業**

硬膜操作はできる限り，無血野にして顕微鏡下で行う．傍脊柱筋筋間からの出血はバイポーラで焼灼止血し，椎弓切除部には骨ろうを塗り止血する．椎弓切除縁，および傍脊柱筋上に両側からガーゼを敷き詰め，ガーゼの上から開創器で創部を開大する．

硬膜上に尖刃（可能であれば小円刃）で2mm程度の切開を入れ（図6a），その後に硬膜両端をマイクロ摂子や無鉤摂子で把持して線維方向に硬膜を開いていく（図6b）。硬膜の下に粘膜剥離子を挿入して，くも膜と癒着のないことを確認しながら硬膜を開いていくとセロファン紙のような透明なくも膜が露出される（図6c）。腫瘍の全体の範囲が十分把握できたら，硬膜と同様にくも膜を正中から一部切開して，その後左右に開いていく（図6d）。その後，2〜3箇所に硬膜（できればくも膜も一緒に）に6-0プロリーン®糸（Ethicon社）をかけ，術野外側に牽引をかけながら反対側をモスキートペアンなどではさんで固定して，創部の両側に均等に硬膜を吊り上げる．

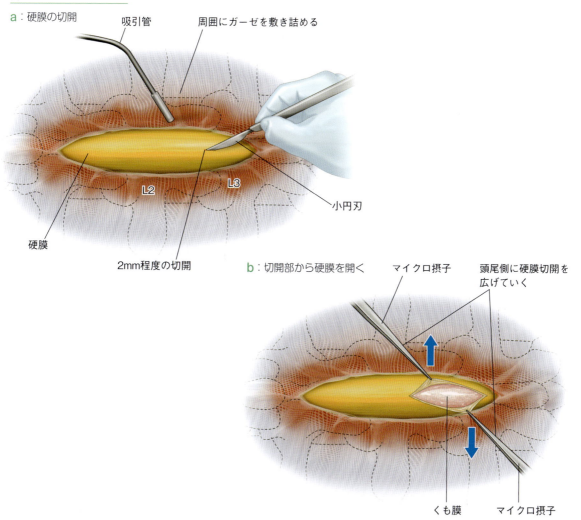

図6 硬膜・くも膜切開

> **Advice** 硬膜およびくも膜切開後の助手の注意
> - 硬膜の切開は，くも膜をできるだけ温存して進めると髄液の漏出なく操作がしやすい．神経鞘腫であればくも膜を通して黄褐色の腫瘍が認められる．くも膜を切開した後に髄液が漏出するので，助手は髄液を直接吸引するのではなく，神経保護用シート(ベンシーツ®，川本産業社)を硬膜外縁に置いて，ベンシーツ®を通して髄液の漏出した分のみを吸引するようにする．決して硬膜内でむやみに直接髄液を吸引してはならない(低髄圧状態を惹起する危険性がある)．

図6 硬膜・くも膜切開(つづき)

c：くも膜の露出

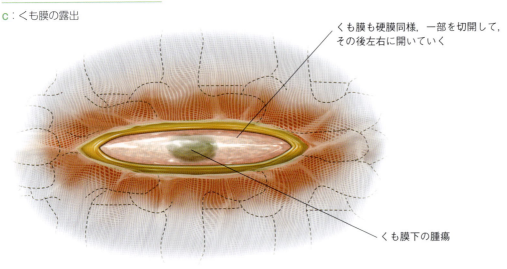

d：硬膜・くも膜の吊り上げ

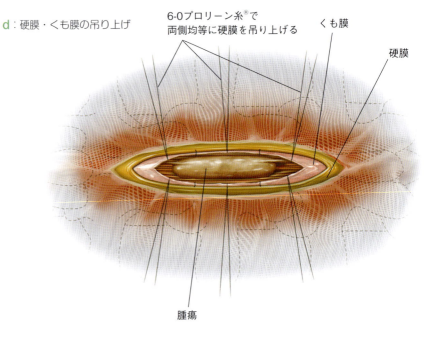

## 腫瘍摘出

　ある程度髄液の漏出が落ち着いたら，腫瘍の頭側と尾側の腫瘍周囲の膜様の癒着を剥離して，馬尾神経の間に空間を作製する。そしてその頭側と尾側に存在する馬尾神経の空間に特殊急速吸水紙(M. Q. A.，イナミ社)を挿入し，髄液の流入をブロックする(図7a)。その後，腫瘍の周囲に癒着した馬尾神経根を剥離していく。通常，神経鞘腫の場合，周囲との癒着は軽度といわれているが，馬尾神経と腫瘍の癒着が強く剥離に時間がかかるケースも経験する。腫瘍剥離中に髄液の漏出を認める場合には，助手はM. Q. A. ないしベンシーツ®を介して髄液を吸引する。

　腫瘍と馬尾神経や周囲組織とは，薄い膜様の構造物で癒着していることが多い。腫瘍の被膜はできる限り温存することに努めながら馬尾神経や硬膜と，この膜様成分を剪刃で切除していく。それにより腫瘍の可動性が得られてくる(図7b)。腫瘍の可動性が十分得られてくれば，マイクロ剥離子を挿入して腫瘍と馬尾神経を分けていくと，腫瘍の頭・尾側に連続する発生母地と思われる馬尾神経をみつけることができる(図7c)。発生した馬尾神経は腫瘍部分では薄い膜様の部分で連続しているのがわかる(図8a)。腫瘍の発生母地(馬尾神経の腫瘍付着部)が確認できれば，腫瘍の付着部にできるだけ近い部分をバイポーラで焼灼して(図8b)，その後切離し(図8c)，腫瘍を摘出する。

---

**Advice**

### 神経鞘腫の場合の発生母地の特定

- 腫瘍の発生母地である馬尾神経か，あるいは腫瘍に癒着しただけの馬尾神経かどうか判別に迷うことがある。できるだけ腫瘍周囲の馬尾神経は温存してその連続性をたどっていき，最終判断をすることが大切である。

---

**Advice**

### 馬尾腫瘍の術中迅速診断

- 神経鞘腫であれば，黄褐色の色調を示し，比較的馬尾神経との癒着も少なく発生母地である馬尾神経も同定される。しかし上位腰椎レベルの場合，上衣腫との鑑別が難しい症例も存在する[1]。発生母地が同定できない，黄褐色の色調を呈しない，腫瘍のサイズが大きいなど神経鞘腫と異なる術中所見を認めた場合には，術中病理迅速診断が可能であれば依頼することもある。しかしmyxopapillary ependymomaの場合には被膜を破ることにより髄液播種もありうるので慎重に判断する。

図7 腫瘍の発生母地の特定

a：髄液の流入をブロック

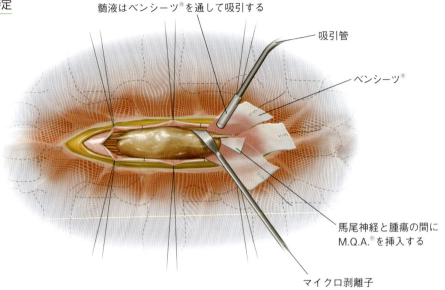

髄液はベンシーツ®を通して吸引する
吸引管
ベンシーツ®
馬尾神経と腫瘍の間にM.Q.A.®を挿入する
マイクロ剥離子

b：腫瘍と馬尾神経の癒着を剥離

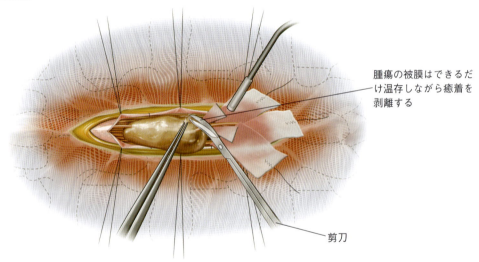

腫瘍の被膜はできるだけ温存しながら癒着を剥離する
剪刀

c：腫瘍の発生母地（馬尾神経）をみつける

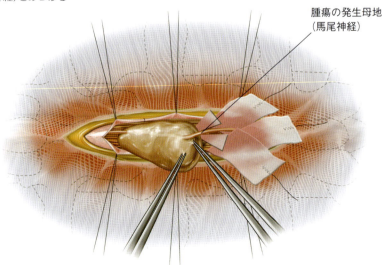

腫瘍の発生母地（馬尾神経）

図8 腫瘍の発生母地（馬尾神経）の切離
a：バイポーラによる焼灼

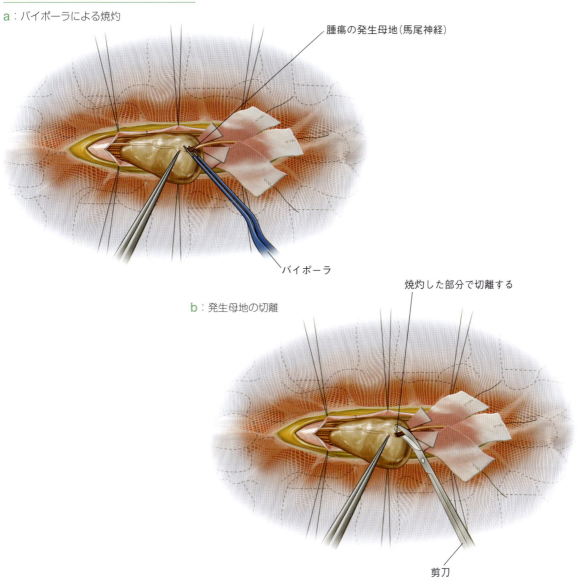

b：発生母地の切離

## 硬膜・くも膜縫合および修復作業（術後髄液漏予防の工夫）

　腫瘍を切除後，腫瘍の頭・尾側に挿入していたM. Q. A. を除去して，生理食塩水または脳脊髄用洗浄潅流液（アートセレブ®，大塚製薬）で術野を洗浄する。硬膜は6-0プロリーン®糸で連続縫合している。watertightに縫合する（図9a）。その後，髄液漏を防ぐため，以下の修復作業を行う。

　吸収性組織補強材［ネオベール®，グンゼ社］を術野の展開した硬膜サイズに合わせて切って3〜4枚準備する。それぞれに生体組織接着剤［フィブリノゲン加第13因子（ベリプラスト®，CSLベーリング社）］のA液（フィブリン末＋アプロチニン液）を全面に万遍なく浸す（図9b）。その後，縫合した硬膜の範囲にA液を浸したネオベール®を3〜4重に敷き詰める。その後，B液（トロンビン末＋塩化カルシウム液）を振りかけて固める（図9c）。

図9 硬膜・くも膜の縫合および修復作業

a：硬膜・くも膜の縫合

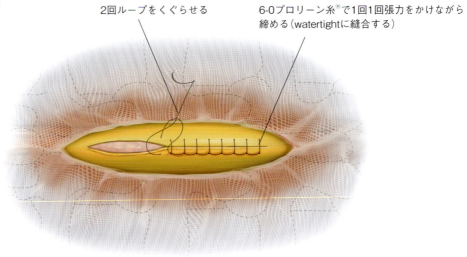

2回ループをくぐらせる

6-0プロリーン糸®で1回1回張力をかけながら締める（watertightに縫合する）

b：髄液漏予防の工夫

ベリプラスト®A液を浸したネオベール®

watertightに縫合した硬膜

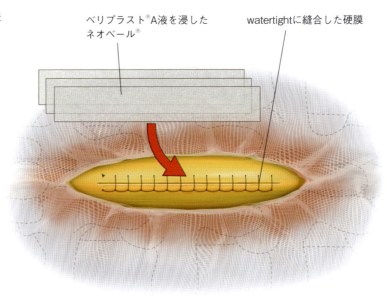

ベリプラスト®A液を浸したネオベール®を3〜4重に敷き詰めた後，ベリプラスト®B液を散布する

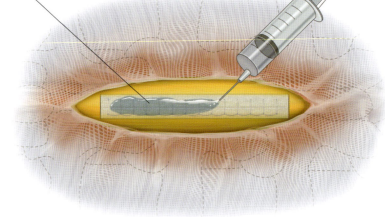

## 創閉鎖

**創閉鎖**

watertightに連続縫合を行い，吸収性組織補強材で縫合した硬膜を修復しても完全には髄液の漏出を予防できず，術後に髄液漏を認めることもある。従って術後の創部ドレーン留置を持続的に吸引すると，髄液漏が発生した場合に低髄圧症状を引き起こす危険性がある。そのため，著者らは硬膜を切開して腫瘍摘出を行い，硬膜修復を行った手術では大気圧で持続ドレーン留置を行っている。ドレーンは術後24時間で抜去するようにしている。

> **Advice** 術後のドレーン管理で気を付けること
> - 大気圧にしても術後24時間で髄液のドレーンへの排液が多い場合，低髄圧症状に気を付ける必要がある。その場合，1％未満といわれているが頭蓋内の出血が発生したという報告もある。従ってドレーンから髄液と思われる排液を認め，意識障害や頭痛の訴えがあった場合には，頭部CTで評価し，脳神経外科へ相談することもためらうべきではない。

**後療法**

①術翌日よりベッドの挙上を90°まで患者が可能な範囲で行う。術後24時間でドレーンを抜去する。
②術後2日目より軟性コルセット装着下で車椅子移動を許可する。可能であれば歩行器歩行へ進めていく。
③安静度を上げていく際，著明な持続する頭痛を認めるようであれば頭部CTで頭蓋内出血の有無を確認したほうがよい。また髄液漏出による創部感染の有無も同時に確認する。髄液漏が疑われれば腰椎MRIで確認する。

文献

1）渡辺雅彦．馬尾腫瘍摘出術．執刀医のためのサージカルテクニック　脊椎．徳橋泰明編．東京：メジカルビュー社；2004．p60-70．
2）飯塚　伯．腰椎手術の実践的な外科解剖−前方進入と後方進入−．OS NOW Instruction No. 18 腰椎の手術 ベーシックからアドバンスまで必須テクニック．馬場久敏編．東京：メジカルビュー社；2011．p2-8．
3）播广谷勝三．椎弓切除の基本手技−広範椎弓切除術，部分的椎弓切除術，骨形成的部分椎弓切除術．OS NOW Instruction No. 18 腰椎の手術 ベーシックからアドバンスまで必須テクニック．馬場久敏編．東京：メジカルビュー社；2011．p10-6．

# 索　引

## 和文

### あ

アキレス腱反射 ・・・・・・・・・・・・・ 25
圧迫止血 ・・・・・・・・・・・・・ 35，188
アビテン® ・・・・・・・・・・・・・ 22，144
アルコール消毒 ・・・・・・・・・・・・・ 54
アレンスパイナルシステム ・・・ 140
アンダータップ ・・・・・・・・・・・・・ 82

### い

胃がん ・・・・・・・・・・・・・ 172
易感染性 ・・・・・・・・・・・・・ 53
医原性椎間孔狭窄 ・・・・・・・・・・・・・ 93
意識障害 ・・・・・・・・・・・・・ 243
移植骨 ・・・・・・ 66，85，123，151
移植母床 ・・・・・・・・・・・・・ 66
逸脱防止 ・・・・・・・・・・・・・ 159
インストゥルメンテーション
・・・・・・・・・・・・・ 93
インテグラン® ・・・・・・ 22，58，97
イントロデューサー ・・・・・・・・・・・・・ 134
インピンジメント ・・・・・・・・・・・・・ 68
インフォームド・コンセント
・・・・・・・・・・・・・ 53，231
陰部大腿神経 ・・・・・・・・・・・・・ 201
インプラント脱転 ・・・・・・・・・・・・・ 126
インフレイタブル・ボーン・
タンプ ・・・・・・・・・・・・・ 135

### え

エアードリル ・・・・・・・・・・・・・ 192
鋭匙 ・・・・・・・・・ 12，14，77，83，
　205，226
腋窩 ・・・・・・・・・・・・・ 22
　－神経 ・・・・・・・・・・・・・ 8
エコープローブ ・・・・・・・・・・・・・ 99
エピネフリン加生理食塩水 ・・・ 9
エレバトリウム ・・・・・・・・・・・・・ 119
円刃刀 ・・・・・・・・・・・・・ 9
エントリーポイント ・・・・・・・・・・・・・ 190

### お

横筋筋膜 ・・・・・・・・・・・・・ 218

横行結腸 ・・・・・・・・・・・・・ 219
黄色靱帯 ・・ 14，31，48，77，234
横切開 ・・・・・・・・・・・・・ 157
横突起 ・・・・・・・・・・・ 58，75，79
　－間膜 ・・・・・・・・・・・・・ 58
　－筋 ・・・・・・・・・・・・・ 157
オウル ・・・・・・・・・・・・・ 80
オーバーヘッドコネクター
・・・・・・・・・・・・・ 196
オープンドアプレート ・・・・・・ 98
オステオトーム ・・・・・・・・・・・・・ 18
オリエンテーション ・・・ 28，216

### か

外固定 ・・・・・・・・・・・・・ 152
開創器 ・・・・・・・・・・・・・ 48，206
外側塊 ・・・・・・・・・・・・・ 93，192
　－直接挿入法 ・・・・・・・・・・・・・ 194
外側陥凹 ・・・・・・・・・・・・・ 48
　－狭窄 ・・・・・・・・・・・・・ 59
外側大腿皮神経 ・・・・・・・・・・・・・ 72
開大椎弓の固定 ・・・・・・・・・・・・・ 98
ガイドチューブ ・・・・・・・・・・・・・ 105
ガイドピン ・・・・・・・・・・・・・ 133
ガイドワイヤー ・・・・・・ 160，206
外腹斜筋 ・・・・・・・・・・・ 205，217
海綿骨 ・・・・・・・・・ 42，61，136
下咽頭損傷 ・・・・・・・・・・・・・ 126
カウンターレンチ ・・・・・・・・・・・・・ 86
化学療法 ・・・・・・・・・・・・・ 180
拡張エンドポイント ・・・・・・・・・・・・・ 135
下行結腸 ・・・・・・・・・・・・・ 219
下甲状腺動脈 ・・・・・・・・・・・・・ 115
下肢痛 ・・・・・・・・・・・・・ 53
下大静脈 ・・・・・・・・・・・・・ 202
カットアウト ・・・・・・・・・・・ 124，151
カニューラ ・・・・・・・・・・・・・ 135
カーボンフレーム ・・・・・・・・・・・・・ 54
カラー ・・・・・・・・・・・・・ 199
肝炎 ・・・・・・・・・・・・・ 71
感覚低下 ・・・・・・・・・・・・・ 220
管球 ・・・・・・・・・・・・・ 155
眼球圧迫 ・・・・・・・・・・・・・ 54，72
間欠性跛行 ・・・・・・・・・・・ 53，230

肝細胞がん ・・・・・・・・・・・・・ 172
鉗子 ・・・・・・・・・・・・・ 160
環軸関節 ・・・・・・・・・・・・・ 185
環軸間膜 ・・・・・・・・・・・・・ 188
環軸椎 ・・・・・・・・・・・・・ 188
　－亜脱臼 ・・・・・・・・・・・・・ 184
関節リウマチ ・・・・・・ 53，68，192
感染予防 ・・・・・・・・・・・・・ 68
肝臓 ・・・・・・・・・・・・・ 159
環椎骨折 ・・・・・・・・・・・・・ 184

### き

偽腫瘍 ・・・・・・・・・・・・・ 184
キシロカイン ・・・・・・・・・・・・・ 157
キャンセラススクリュー ・・・・・・ 61
吸引管 ・・・・・・・・・・・・・ 23
吸引ドレーンチューブ ・・・・・・ 68
急性期圧迫骨折 ・・・・・・・・・・・・・ 128
休薬 ・・・・・・・・・・・・・ 140
キュレット ・・・・・・・・・・・ 35，136
胸鎖乳突筋 ・・・・・・・・・・・・・ 114
胸椎肋骨突起 ・・・・・・・・・・・・・ 144
棘間靱帯 ・・・・・・・・ 47，98，233
棘上靱帯 ・・・・・・・・ 47，56，233
局所止血剤 ・・・・・・・・・・・・・ 23
棘突起
　・・・・ 40，74，91，97，155，233
　－骨折 ・・・・・・・・・・・ 82，196
　－スプレッダー ・・・・・・・・・・・・・ 109
　－スペーサー ・・・・・・・・・・・・・ 110
筋鉤 ・・・・・・・・・・・・・ 115
筋損傷 ・・・・・・・・・・・・・ 142
筋電図（EMG） ・・・・・・・・・・・・・ 206
筋膜パッチ ・・・・・・・・・・・・・ 17

### く

屈曲障害 ・・・・・・・・・・・・・ 201
くも膜 ・・・・・・・・・・・・・ 237
クリーンルーム ・・・・・・・・・・・・・ 54
クレフト ・・・・・・・・・・・ 129，150
クロルヘキシジン ・・・・・・・・・・・・・ 54

### け

頚長筋 ・・・・・・・・・・・・・ 117

頚椎カラー ・・・・・・・・・・・・・・ 111
経椎間孔的腰椎椎体間固定術
　（TLIF） ・・・・・・・・・・・ 77，212
頚椎後縦靱帯骨化症（OPLL）
　・・・・・・・・・・・・・・・・・・・・・・・ 112
頚椎症性神経根症 ・・・・・・・・ 112
頚椎症性脊髄症 ・・・・・・・ 88，112
頚椎伸展テスト ・・・・・・・・・・ 113
経頭蓋刺激筋誘発電位 ・・・・ 127
経頭蓋刺激脊髄誘発電位 ・・ 127
頚動脈鞘 ・・・・・・・・・・・・・・・・ 115
頚半棘筋 ・・・・・・・ 92，187，196
経皮的椎弓根スクリュー（PPS）
　・・・・・・・・・・・・ 158，177，229
ケージ ・・・・・ 82，85，123，211，
　222，227
　―の沈み込み ・・・・・・・・・・ 125
血液透析 ・・・・・・・・・・・・・・・・ 53
血管内塞栓術 ・・・・・・・・・・・・ 168
血気胸 ・・・・・・・・・・・・・・・・・・ 154
血腫 ・・・・・・・ 50，126，180
　―予防 ・・・・・・・・・・・・・・・・ 68
ケリー鉗子 ・・・・・・・・・・・・・・ 42
ケリソン骨鉗子
　・・・・・・・・ 14，18，59，234
ケリソンパンチ
　・・・・・・・・・ 35，48，78，105
ゲルピー開創器 ・・・・・・・ 92，104
肩甲舌骨筋 ・・・・・・・・・・・・・・ 115
原発性骨粗鬆症 ・・・・・・・・・・ 128
原発巣 ・・・・・・・・・・・・・・・・・・ 171
顕微鏡 ・・・・・・・・・・・・・・・・・・ 126

### こ

高エネルギー外傷 ・・・・・・・・ 154
後弓挿入法 ・・・・・・・・・・・・・・ 192
抗凝固薬 ・・・・・・・・・・・・・・・・ 71
広頚筋 ・・・・・・・・・・・・・・・・・・ 115
後縦靱帯 ・・・・・・・・・・・ 19，121
　―穿破 ・・・・・・・・・・・・・・・・ 25
甲状軟骨 ・・・・・・・・・・・・・・・・ 114
項靱帯 ・・・・・・・・・・・・・ 91，104
硬性コルセット
　・・・・・・・・ 53，69，152，212

後側方固定術（PLF） ・・・・ 52，55
鉤椎関節 ・・・・・・・・・・・・・・・・ 117
後頭骨 ・・・・・・・・・・・・・・・・・・ 187
広背筋 ・・・・・・・・・・・・・・・・・・ 157
後腹膜腔 ・・・・・・・・・・・・ 205，218
後壁損傷 ・・・・・・・・・・・・・・・・ 164
後方経路腰椎椎体間固定術（PLIF）
　・・・・・・・・・・・・・・・・・・・・・・・ 212
硬膜 ・・・・・・・・・ 35，59，237
　―外腔 ・・・・・・・・・・・ 16，105
　―管 ・・・・・・・・・・・・・・・・・・ 16
　―損傷 ・・・・・・・・ 17，21，37，
　59，63，234
硬膜外血腫 ・・・・・・・・・・・・・・ 51
硬膜外出血 ・・・・・・・・・・・・・・ 22
硬膜外静脈叢 ・・・ 22，35，83，95
高齢者
　・・・・・ 10，59，66，140，192
後弯矯正 ・・・・・・・・・・・・・・・・ 164
骨棘 ・・・・・・・・・ 48，114，209
骨形成的椎弓切除術 ・・・・・・ 234
骨孔 ・・・・・・・・・・・・・・・・・・・・ 145
骨溝 ・・・・・・・・・・・・・・・・・・・・ 95
骨質 ・・・・・・・・・・・・・・・・・・・・ 152
骨シンチグラフィー ・・・・・・ 171
骨髄液 ・・・・・・・・・・・・・・・・・・ 205
骨脆弱性 ・・・・・・・・・・・・・・・・ 172
骨性椎間孔狭窄 ・・・・・・・・・・ 25
骨切除 ・・・・・・・・・・・・・・・・・・ 13
骨粗鬆症
　・・・・・ 66，71，82，125，171
　―性椎体骨折偽関節 ・・・・ 139
　―治療薬 ・・・・・・・・・・・・・・ 152
骨ノミ ・・・・・・・・・・・・・・・・・・ 233
骨粉 ・・・・・・・・・・・・・ 31，108
骨誘導 ・・・・・・・・・・・・・・・・・・ 149
骨量 ・・・・・・・・・・・・・・・・・・・・ 140
骨ろう ・・・・・ 22，142，187，237
コブエレベーター
　・・・・・ 10，28，45，56，66，74，
　117，210，225，233
コブラスパ ・・・・・・・・・・・・・・ 142
コルセット
　・・・・・・・・ 23，37，138，183

### さ

サージエアトーム ・・・・・・ 42，50，
　59，61，66，80
サージカルバー ・・・・・・・・・・ 108
サージカルルーペ ・・・・・・・・ 53
サージセルニューニット®
　・・・・・・・・・・・・・・・・・・ 35，97
最小侵襲手術（MIS） ・・・ 158，176
最小侵襲脊椎安定術（MISt）
　・・・・・・・・・・・・・・・・・・・・・・・ 177
最長筋 ・・・・・・・・・・・・・・・・・・ 58
サウンダー ・・・・・・・・・・・・・・ 145
坐骨神経 ・・・・・・・・・・・・・ 8，25
サブラミナーテープ ・・・・・・ 146

### し

自家腸骨 ・・・・・・・・・・・・ 123，211
シークエンシャルリデューサー
　・・・・・・・・・・・・・・・・・・・・・・・ 163
軸椎骨折 ・・・・・・・・・・・・・・・・ 184
止血剤 ・・・・・・・・・・・・・ 22，122
止血綿 ・・・・・・・・・・・・・・・・・・ 188
自己血貯血 ・・・・・・・・・・・・・・ 53
失血性ショック ・・・・・・・・・・ 168
歯突起骨 ・・・・・・・・・・・・・・・・ 184
しびれ ・・・・・・ 6，53，102，113
シム ・・・・・・・・・・・・・ 206，211
ジャックナイフ（位）
　・・・・・・・・・・・ 201，204，214
尺骨神経 ・・・・・・・・・・・・・ 54，72
斜皮切 ・・・・・・・・・・・・・・・・・・ 114
十字切開 ・・・・・・・・・・・・・・・・ 19
縦切開 ・・・・・・・ 9，19，27，157
終板損傷 ・・・・・・・・・・・・ 85，226
手術時間 ・・・・・・・・・・・・・・・・ 180
手術室の室温 ・・・・・・・・・・・・ 137
手術部位感染（SSI） ・・・・・・ 86
出血 ・・・・・・・・・・・・・・・・・・・・ 142
　―量 ・・・・・・・・・・・・・・・・・・ 180
術後感染率 ・・・・・・・・・・・・・・ 68
術後の痛み ・・・・・・・・・・・・・・ 40
術中エコー ・・・・・・・・・・・・・・ 236
術中迅速診断 ・・・・・・・・・・・・ 239
除圧 ・・・・・・・・・・・・・・・・・・・・ 8

245

上咽頭神経 ・・・・・・・・・・・・ 115
上気道閉塞 ・・・・・・・・・・・・ 126
上甲状腺動脈 ・・・・・・・・・ 115
上前腸骨棘 ・・・・・・・・・・ 8，54
小腰筋 ・・・・・・・・・・・・・・・・ 220
褥瘡 ・・・・・・・・・・・・・ 72，169
食道 ・・・・・・・・・・・・・・・・・ 117
　－損傷 ・・・・・・・・・・・・・・ 126
心因性評価 ・・・・・・・・・・・・・ 6
神経後枝 ・・・・・・・・・・・・・ 144
神経根 ・・・・・・・・・・・・ 16，19
　－損傷 ・・・・・・・ 21，35，58
　－レトラクター ・・・ 19，85
神経鞘腫 ・・・・・・・・ 231，236
神経損傷 ・・・・・・・・・・・・・ 146
神経剥離子 ・・・・・ 14，93，95
神経べら ・・・・・・・・・・・・・ 190
人工硬膜 ・・・・・・・・・・・・・・ 17
人工骨 ・・・ 66，123，205，211
腎臓 ・・・・・・・ 159，202，219
身体拘束 ・・・・・・・・・・・・・ 152
深部静脈血栓症（DVT）
　・・・・・・・・・・・・・・・・ 54，169

## す

髄液 ・・・・・・・・・・・・・・ 17，59
髄液播種 ・・・・・・・・・・・・・ 239
髄液漏 ・・・・・・・・・・ 126，241
髄核鉗子 ・・・・ 12，121，149
スクラビング ・・・・・・・・・・ 54
スクリュー
　－逸脱 ・・・・・・・・・・・・・・ 63
　－エクステンダー ・・・・ 162
　－オウル ・・・・・・・・・・・・ 61
　－ヘッド ・・・・・・・ 86，166
　－ホール ・・・・・・・ 93，124
　－ホルダー ・・・・・・・・・・ 63
スタートホール ・・・・・・・・ 80
スタイレット ・・・・・・・・・ 133
スタンツェ ・・・・・・・・・・・ 122
スーチャーアンカー ・・・・ 98
スチールバー ・・・・・ 95，109
頭痛 ・・・・・・・・・・・・・・・・・ 243
ステリストリップ™ ・・・・・ 23
ステープラー ・・・・・・・・・・ 23
砂時計腫 ・・・・・・・・・・・・・ 231

スパーテル ・・・・・ 46，59，206
すべり症 ・・・・・・・・・・・・・・ 72
スライダー ・・・・・・・・・・・ 211

## せ

生検 ・・・・・・・・・・・・・・・・・ 180
生理食塩水 ・・・ 22，68，100，
　108，149，236，241
脊柱アライメント ・・・・・・ 140
脊柱管狭窄 ・・・・・・・・・・・・・ 6
脊柱管骨片占拠率 ・・・・・・ 155
脊柱起立筋 ・・・・・・・・・・・ 157
脊柱後側弯症 ・・・・・・・・・ 213
脊柱後弯症 ・・・・・・・・・・・ 213
脊椎腫瘍 ・・・・・・・・・・・・・ 184
責任高位 ・・・・・・・・・・・・・・ 53
舌骨 ・・・・・・・・・・・・・・・・・ 114
摂子 ・・・・・・・ 75，188，233
接着剤 ・・・・・・・・・・・・・・・ 138
セットスクリュー ・・・・・・・ 86
セメント ・・・・・・・・・・・・・ 136
線維輪 ・・・・・・ 19，82，209
前頚静脈 ・・・・・・・・・・・・・ 115
前縦靱帯 ・・・・・・・・ 119，206
尖刃刀 ・・・・・・・・・・・ 16，19
せん妄 ・・・・・・・・・・・・・・・ 152
前立腺癌 ・・・・・・・・・・・・・ 170

## そ

側臥位 ・・・・・・・・・・・・・・・ 204
側溝 ・・・・・・・・・・・・・・・・・ 108
ソフトカラー ・・・・・・ 100，127

## た

大後頭孔 ・・・・・・・・・・・・・ 187
大腿外側皮神経痛 ・・・・・・ 232
大腿外側皮神経麻痺 ・・・・・・ 8
大腿神経障害 ・・・・・・・・・ 201
大腿前面症状 ・・・・・・・・・ 220
大腿皮神経 ・・・・・・・・・・・・ 54
大動脈 ・・・・・・・・・・ 159，202
ダイヤモンドバー ・・・・ 31，66，
　93，95，109，234
大腰筋 ・・・・・・ 201，218，220
ダイレーション ・・・・・・・ 161
ダイレーター ・・ 28，206，222

脱出ヘルニア ・・・・・・・・・・ 21
タッピング
　・・・・・・・ 61，82，145，161
脱力 ・・・・・・・・・・・・・・・・・ 220
多発外傷 ・・・・・・・・・・・・・ 153
ダーマボンドプリネオ® ・・・ 100
多裂筋 ・・・・・・・・ 57，74，233
弾性ストッキング ・・・・・・・ 8
タンピング ・・・・・・・・・・・ 137

## ち

チェストロール ・・・・・・・・ 155
知覚障害 ・・・・・・・・・・・・・ 201
チゼル ・・・・・・・・・・・・・・・・ 18
中空プローブ ・・・・・・・・・ 160
中頚筋膜 ・・・・・・・・・・・・・ 115
注射器 ・・・・・・・・・・・・・・・・ 23
肘部尺骨神経 ・・・・・・・・・・・ 8
チュブラーレトラクター ・・ 28
腸管 ・・・・・・・・・・・・ 202，219
　－損傷 ・・・・・・・・・・・・・・ 228
腸骨 ・・・ 66，113，151，187
　－下腹神経 ・・・・・・・・・ 201
　－棘 ・・・・・・・・・・・・・・・ 205
　－鼡径神経 ・・・・・・・・・ 201
　－翼 ・・・・・・・・・ 202，210

## つ

追加縫合 ・・・・・・・・・・・・・・ 50
椎間関節 ・・・・・・ 57，74，93
　－固定術 ・・・・・・・・・・・・ 78
　－の骨折 ・・・・・・・・・・・・ 10
椎間関節包 ・・・・・・・・・・・・ 10
椎間孔 ・・・・・・・・・・・・・・・ 122
　－狭窄 ・・・・・・・・・・・・・・ 77
　－除圧 ・・・・・・・・・・・・・・ 59
椎間板
　─腔 ・・・・・・・・・・・・・・・・ 82
　－高位 ・・・ 9，13，26，83
　－ディストラクター ・・・・ 82
　－ヘルニア ・・・・・・・・・ 214
椎弓
　－掘削深度 ・・・・・・・・・・ 14
　－骨折 ・・・・・・・・・・・・・・ 82
　－スプレッダー ・・・・・・・ 82
　－切除 ・・・・・・・・・・・・・・ 31

椎弓根 ・・・・・・・・・・・・ 155
　－スクリュー ・・・・ 61，158，177
椎骨動脈 ・・・・・・・ 113，185，191
椎体高位 ・・・・・・・・・・・・ 114
椎体後壁 ・・・・・・・・・・ 128，139
ツッペル鉗子 ・・・・・・・・・・ 218

## て

低髄圧状態 ・・・・・・・・・・・ 238
ディストラクター/コンプレッサー
　・・・・・・・・・・・・・・・・・ 163
テーラー鉤 ・・・・・・・・・ 12，37
槌子 ・・・・・・・・・・・・・・・ 163
デプスゲージ ・・・・・・・・・・ 93
手回しドリル ・・・・・・・・・・ 192
転移 ・・・・・・・・・・・・・・・ 170
転移性脊椎腫瘍 ・・・・・・・・・ 170
電気メス ・・・・・ 10，42，47，56，
　74，91，95，104，117，144，
　188，217
点状出血 ・・・・・・・・・・・・・ 83
殿部痛 ・・・・・・・・・・・・・・ 53

## と

等圧 ・・・・・・・・・・・・・・・ 17
疼痛 ・・・・・・・・・・・・ 220，230
　－閾値 ・・・・・・・・・・・・ 183
糖尿病 ・・・・・・・・・ 53，68，71
頭部外傷 ・・・・・・・・・・・・ 154
トライアル ・・・・・・・・ 124，210
ドライバー ・・・・・・・・・・・ 162
トリミング ・・・・・・・・ 123，196
ドリル ・・・・・・・・・・ 31，134
ドレーピング ・・・・・・・ 54，185
ドレープ ・・・・・・・・・・・・ 180
ドレーン ・・・・・ 23，37，50，87，
　100，126，151，180，199，
　212，228
　－ホール ・・・・・・・・・・・ 23
ドレッシング材 ・・・・・・・・・ 100

## な

内頚動脈損傷 ・・・・・・・・・・ 194
内視鏡 ・・・・・・・・・・・・・・ 30
内視鏡下椎間板摘出術（MED）
　・・・・・・・・・・・・・・・・・ 19

内臓損傷 ・・・・・・・・・・・・ 154
内腹斜筋 ・・・・・・・・・ 205，217
ナビゲーションシステム ・・・ 65
軟骨終板 ・・・・・・・・・・・・・ 82
軟性コルセット ・・・・・・・・・ 229

## に・ぬ

ニードル ・・・・・・・・・・・・ 178
乳がん ・・・・・・・・・・・・・ 170
乳様突起 ・・・・・・・・・ 61，233
尿管 ・・・・・・・・・・・・・・・ 219
　－損傷 ・・・・・・・・・・・・ 228
尿閉 ・・・・・・・・・・・・・・・ 231
布鉗子 ・・・・・・・・・・・・・ 105

## ね

ネオベール® ・・・・・・・・ 37，241
寝返り ・・・・・・・・・・・・・ 169
粘膜剥離子
　・・・・・・・ 75，85，115，237

## の

ノイロシート ・・・・・・・・・・ 17
脳脊髄用洗浄灌流液 ・・・・・・ 241
囊胞性病変 ・・・・・・・・・・・ 145
ノギス ・・・・・・・・・・・・・・ 95
ノミ ・・・・・・・・・・・・ 59，78

## は

肺炎 ・・・・・・・・・・・・・・・ 169
肺がん ・・・・・・・・・・・・・ 170
肺小細胞がん ・・・・・・・・・・ 172
ハイスピードドリル ・・・・ 14，190
ハイドロキシアパタイト（HA）
　・・・ 66，71，98，123，140，
　149，166
ハイドロキシアパタイト・
　コラーゲン複合体 ・・・・・・ 211
排尿障害 ・・・・・・・・・・・・ 231
バイポーラ ・・・ 19，22，35，58，
　82，117，144，188，233，237
発育性脊柱管狭窄 ・・・・・・・・ 88
パッキング ・・・・・・・・・・・ 188
発生母地 ・・・・・・・・・・・・ 239
馬尾 ・・・・・・・・・・・・・・・ 37
　－腫瘍 ・・・・・・・・・・・・ 230

　－神経 ・・・・・・・・・ 231，239
バルーンの拡張 ・・・・・・・・ 135
バルーンの挿入軌道 ・・・・・・ 129
破裂骨折 ・・・・・・・・・ 128，155
バンコマイシンパウダー ・・・・ 68
ハンドドリル ・・・・・・・・・・ 93
ハンマー ・・・・・・・・・・・・・ 18

## ひ

腓骨神経 ・・・・・・・・・・・・・ 54
皮質骨 ・・・・・・・・・・・・・・ 42
微小転移 ・・・・・・・・・・・・ 172
被ばく ・・・・・・・・・・ 64，174
皮膚障害 ・・・・・・・・・・・・・ 23
皮膚消毒 ・・・・・・・・・・・・・ 54
被膜 ・・・・・・・・・・・・・・・ 239
肥満 ・・・・・・・・・・・・・・・ 55
びまん性特発性骨増殖症（DISH）
　・・・・・・・・・・・・・・ 140，153
表皮圧挫傷 ・・・・・・・・・・・・ 23
平ノミ ・・・・・・・・・・・・・・ 18
ピンレトラクター ・・・・・・・ 117

## ふ

ファイバー挿管 ・・・・・・・・ 113
フィッティング ・・・・・・・・ 124
フィブリン糊 ・・・・・ 17，51，53，
　59，126，196
フィーラー ・・・・・・・・・・・・ 81
フィラデルフィアカラー ・・・・ 127
フィルムドレッシングテープ
　・・・・・・・・・・・・・・・・・ 89
フィンガースプリット ・・・・・ 158
フィンガーナビゲーション
　・・・・・・・・・・・・・・・・・ 28
腹圧 ・・・・・・・・・・・・ 102，232
腹横筋 ・・・・・・・・・・・ 205，218
副腎皮質ステロイド ・・・・・・・ 71
副突起 ・・・・・・・・・・・ 75，79
腹壁瘢痕ヘルニア ・・・・・・・ 228
不全骨折 ・・・・・・・・・・・・・ 40
フック ・・・・・・・・・・・・・ 146
フットポンプ ・・・・・・・・ 8，54
プレーティング ・・・・・・・・ 124
フレキシブルアーム ・・・・・・・ 29
フレンチベンダー ・・・・・・・ 165

プロービング ・・・・・・・・・ 61，81
プローブ
・・・・・・・・ 23，81，160，236
フロシール ・・・・ 23，35，58，180
プロテクター ・・・・・・・・・・・ 228
分子標的薬 ・・・・・・・・・・・・ 170
分節動脈 ・・・・・・・・・ 214，224
　－損傷 ・・・・・・・・・・・・・ 168
　－背側枝 ・・・・・・・・・・・・ 58

## へ

ペアン鉗子 ・・・・・・・・・・・・ 42
ヘッドライト ・・・・・・・・・・・ 53
ベッドレールクランプ ・・・・・ 206
ペディクルスクリュー ・・・・・ 145
ペディクルプローブ ・・・・・・・ 61
ペディクルマーカー ・・・・ 63，81
ヘパリン置換 ・・・・・・・・・・・ 140
ベリプラスト® ・・・・・ 37，241
ヘルニア ・・・・・・・・・・・・・ 15
　－鉗子 ・・・・・・ 19，35，95
　－摘出 ・・・・・ 19，35，121
　－門 ・・・・・・・・・・・・・ 121
変形性関節症 ・・・・・・・・・・・ 74
ベンシーツ® ・・・・・ 144，238
片刃ノミ ・・・・・・・・・・・・・ 14
変性髄核 ・・・・・・・・・・・・・ 19
変性すべり ・・・・・・・・ 59，213
変性側弯 ・・・・・・・・・ 59，213
ベンディング ・・・・・・・・・・ 165
ペンフィールド
　・・・・・・ 35，108，190，192
扁平椎 ・・・・・・・・・・・・・・ 128

## ほ

膀胱障害 ・・・・・・・・・・・・・・ 6
傍脊柱筋 ・・・・・・ 10，142，233
補液 ・・・・・・・・・・・・・・・ 23
ボールチッププローブ ・・・・・ 61
ボーン・アクセス・ニードル
　・・・・・・・・・・・・・・・・ 132
ボーンミル ・・・・・・・・ 66，85
歩行障害 ・・・・・・・・・・・・・ 101
ポビドンヨード ・・・・・・ 54，68
ポリグリコール酸不織布シート
　・・・・・・・・・・・・・・・・・ 51

ホワイトボード ・・・・・・・・・・ 172

## ま

マーキング
　・・・・・・ 131，156，204，216
マイクロ摂子 ・・・・・・・・・・・ 237
曲がりノミ ・・・・・・・・・・・・ 45
摩擦熱 ・・・・・・・・・・・・・・ 108
末梢神経障害 ・・・・・・・・・・・ 232
末梢神経麻痺 ・・・・・・・・・・・ 72
麻痺 ・・・・・・ 6，25，170，183

## む・め

無鉤摂子 ・・・・・・・・・・・・・ 237
メッツェンバウム剪刀
　・・・・・・・・・・・・ 104，188
メンテナンス ・・・・・・・・・・・ 30

## も

毛細血管 ・・・・・・・・・・・・・ 35
モスキートペアン ・・・・・・・・ 237
モニタリング ・・・・・・ 127，172

## や

夜間痛 ・・・・・・・・・・・・・・ 230
火傷 ・・・・・・・・・・・・・・・ 23

## よ

腰神経叢 ・・・・・・・・・・ 202，204
腰椎
　－横突起 ・・・・・・・・・・・ 144
　－すべり症 ・・・・・・・・・・ 52
　－椎間板ヘルニア ・・・・・・・ 6
　－椎弓根 ・・・・・・・・・・・ 65
腰痛 ・・・・・・・・・ 6，53，169
腰背部痛 ・・・・・・・・・・・・・ 170
腰部脊柱管狭窄症 ・・・・・ 38，52
腰方形筋 ・・・・・・・・・ 205，218
予防的抗菌薬 ・・・・・・・・・・・ 54

## ら

螺子固定 ・・・・・・・・・・・・・ 98
ラスプ ・・・・・・・・・・・・・・ 83
ラチェットハンドル ・・・・・・・ 162
ラミナスクリュー ・・・・・・・・ 191
ラミナスプレッダー ・・・・ 77，82

## り

リウエル ・・・・・ 59，78，95，158
リークテスト ・・・・・・・・・・・ 127
リハビリテーション
　・・・・・・・・・・ 127，152，169
リファレンシャルフレーム
　・・・・・・・・・・・・・・・・・ 157
リーマー ・・・・・・・・・・・・・ 179
リングキュレット
　・・・・・・・・・ 83，210，226
輪状軟骨 ・・・・・・・・・・・・・ 114
隣接椎間障害 ・・・・・・・・ 58，85

## れ

レトラクター ・・・・ 27，126，222
連続縫合 ・・・・・・・・・・・・・ 243

## ろ

肋骨 ・・・・・・・・・・・・ 202，210
ロッド ・・・・・・・・・・・ 68，87
　－インサーター ・・・・・・・・ 165
　－ホルダー ・・・・・・・・・・ 86

## わ

ワーキングスペース
　・・・・・・・・・・ 40，82，99，225
ワークステーション ・・・・・・・ 157
ワイパーモーション ・・・・・・・ 86

## 欧文

### A・B

adjuvant therapy · · · · · · · · · · 170
anterior retractor · · · · · · · · · · 206
bi-cortial · · · · · · · · · · · · · 93, 194

### C

calcium phosphate cement(CPC)
· · · · · · · · · · · · · · · 140, 149
Cell Saver® · · · · · · · · · · · · · 53
Cobb角 · · · · · · · · · · · · · · · 52
Cobb剥離子 · · · · · · · · · · · · · 104
compression force · · · · · · · · · · 86
contamination · · · · · · · · · 176, 180
CT myelography(CTM)
· · · · · · · · · · · · · · · · 7, 231
CUSA · · · · · · · · · · · · · · · 180

### D

décortication · · 66, 93, 151, 196
deep vein thrombosis(DVT)
· · · · · · · · · · · · · · · 54, 169
diffuse idiopathic skeletal
hyperostosis(DISH) · · 140, 153

### E

electromyography(EMG) · · · · 206
epidural spinal cord compression
(ESCC)scale · · · · · · · · · · · 171

### F

facet fusion · · · · · · · · · · · · · 78
fixed screw · · · · · · · · · · · · · 124

### G

gear shift probing · · · · · · · · · · 81
gear shift technique · · · · · · · · · 61
Goel法 · · · · · · · · · · · · · · · 194
groove entry technique
· · · · · · · · · · · · · · · 158, 179

### H

Hall frame
· · · · 8, 25, 39, 72, 89, 130
herniotomy · · · · · · · · · · · · · 19

high-riding VA · · · · · · · · · · · 191

### J

Jacksonテーブル · · · · · · · · · 174
Jacoby線 · · · · · · · · · · · · · · 8
Jewett brace · · · · · · · · · · · · 138

### K

K-line · · · · · · · · · · · · · · · 89
Kirschner鋼線(K-wire) · · · 8, 54
knee-chest position · · · · · · · · 155
KYPHON®キュレット · · · · · 136

### L

ligamentotaxis · · · · · · · · · · · 163
loose grip · · · · · · · · · · · · · · 18
loosening · · · · · · · 61, 65, 126

### M・N

Meyerding分類 · · · · · · · 52, 70
micro endscopic discectomy
(MED) · · · · · · · · · · · · · · · 19
minimally invasive spine
stabilization(MISt) · · · · · · · 177
minimally invasive surgery
(MIS) · · · · · · · · · · 158, 176
morselized bone · · · · · · · · · · 196
multiply operated back(MOB)
· · · · · · · · · · · · · · · · · · 70
myxopapillary ependymoma
· · · · · · · · · · · · · · · · · · 239
notch technique · · · · · · · · · · · 193

### O

oblique lateral interbody fusion
(OLIF) · · · · · · · · · · · · · 214
ossification of posterior
longitudinal ligament(OPLL)
· · · · · · · · · · · · · · · · · · 112

### P

PAKニードル · · · · · · · · · · · 160
percutaneous pedicle screw(PPS)
· · · · · · · · · 158, 177, 229
performance status(PS) · · · · 170
PET-CT · · · · · · · · · · · · · · 171

posterior hairline · · · · · · · · · 103
posterior lumbar interbody fusion
(PLIF) · · · · · · · · · · · · · 212
posterolateral fusion(PLF) · · · · 55
press down · · · · · · · · · · · · · 19

### R

rising psoas · · · · · · · · · · · · · 202
rod rotaion technique · · · · · · · 181

### S

segmental vessel · · · · · · · · · · 81
semi-constrainedタイプ · · · · 124
short segment fusion · · · · · · · 123
spine instability neoplastic
score(SINS) · · · · · · · · · · · 170
stand-aloneタイプ · · · · · · · · 125
subligamentous extrusion type
· · · · · · · · · · · · · · · · · · 21
surgical site infection(SSI)
· · · · · · · · · · · · · · · · · · 86
switch back technique · · · · · · 181

### T

T-saw · · · · · · · · · · · 105, 234
－laminoplasty · · · · · · · · · 101
Tan法 · · · · · · · · · · · · · · · 192
transforaminal lumbar interbody
fusion(TLIF) · · · · · · · 77, 212
trauma instrument set · · · · · · 163
T型横径メジャー · · · · · · · · · 119

### U・V

uni-cortical · · · · · · · · · · · · · 194
variable screw · · · · · · · · · · · 124

### W・X

watertight · · · · · · · · · · · · · 241
XLIF® · · · · · · · · · · · · · · · 201
X線不透過性マーカー · · · · · · 135

## その他

β-TCP · · · · · · · · · · · · 66, 187

249

## 新 執刀医のためのサージカルテクニック　脊椎

2018年6月1日　　第1版第1刷発行
2022年5月20日　　　　第4刷発行

- ■総編集・担当編集　　徳橋泰明　　とくはし　やすあき

- ■発行者　　吉田富生

- ■発行所　　株式会社メジカルビュー社
  〒162-0845 東京都新宿区市谷本村町2-30
  電話　03(5228)2050(代表)
  ホームページ https://www.medicalview.co.jp/

  - - - - - - - - - - - - - - - - - - - - - - - - - - - -
  営業部　FAX 03(5228)2059
  　　　　E-mail　eigyo@medicalview.co.jp
  - - - - - - - - - - - - - - - - - - - - - - - - - - - -
  編集部　FAX 03(5228)2062
  　　　　E-mail　ed@medicalview.co.jp

- ■印刷所　　シナノ印刷株式会社

ISBN978-4-7583-1862-4 C3347

ⓒ MEDICAL VIEW, 2018. Printed in Japan

・本書に掲載された著作物の複写・複製・転載・翻訳・データベースへの取り込みおよび送信(送信可能化権を含む)・上映・譲渡に関する許諾権は，(株)メジカルビュー社が保有しています．
・ JCOPY 〈出版者著作権管理機構 委託出版物〉
本書の無断複製は著作権法上での例外を除き禁じられています．複製される場合は，そのつど事前に，出版者著作権管理機構(電話 03-5244-5088，FAX 03-5244-5089，e-mail：info@jcopy.or.jp)の許諾を得てください．

・本書をコピー，スキャン，デジタルデータ化するなどの複製を無許諾で行う行為は，著作権法上での限られた例外(「私的使用のための複製」など)を除き禁じられています．大学，病院，企業などにおいて，研究活動，診療を含み業務上使用する目的で上記の行為を行うことは私的使用には該当せず違法です．また私的使用のためであっても，代行業者等の第三者に依頼して上記の行為を行うことは違法となります．